통증혁명

통증, 마음이 보내는 경고

HEALING BACK PAIN: THE Mind-Body Connection
Copyright © 1991 by John E. Sarno, M.D.
Published by WARNER BOOKS, Inc.
All rights reserved.

Korean Translation Copyright © 2017 by Kugil Media
Korean edition is published by arrangement with WARNER BOOKS, Inc.
through Imprima Korea Agency.

이 책의 한국어판 저작권은 Imprima Korea Agency를 통한
WARNER BOOKS, Inc.와의 독점 계약으로 국일미디어에 있습니다.
저작권법에 의해 한국 내에서 보호를 받는 저작물이므로
무단 전재와 복제를 금합니다.

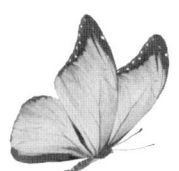

통증, 마음이 보내는 경고

통증 혁명

존 사노 지음 | 이재석 옮김

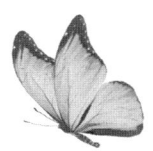

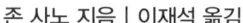
국일미디어

■ 일러두기

1 이 책은 목, 어깨, 허리, 엉덩이, 다리 등의 통증에 대한 저자의 독특한 시각과 새로운 진단, 처방을 제시하는 책으로 통증으로 고생하는 일반 독자들은 2장 '통증의 심리학'과 4장 '통증의 치료', 7장 '몸과 마음'만 읽어도 상당한 도움이 될 것이다. 특히 4장은 통증 치료의 핵심이므로 반드시 읽어볼 것을 권한다.

2 back pain은 원래 목, 어깨, 등, 허리, 엉덩이 등 신체 후면에 나타나는 통증을 전부 아우르는 용어로서 보통 '등통'으로 옮기지만, 등통은 흔히 쓰는 용어가 아니어서 실감나게 와닿지 않는다. 또한 이런 통증들 중 가장 흔히 나타나는 것은 허리 통증인 요통이므로 이 책에서 back pain이란 용어는 경우에 따라서 '요통', '허리 통증', 그리고 문맥상 무리가 없는 곳은 그냥 '통증'으로 옮겼다. 필요한 경우에는 '목, 어깨, 허리 등의 통증'으로도 옮겼다.

3 책의 주요 개념인 TMS는 긴장성근육통증후군Tension Myositis Syndrome의 약어다. Myo-는 근육을 의미하고 TMS는 통증을 동반하는 근육의 상태 변화를 지칭하는 단어다. 하지만 심리적 긴장으로 발생할 수 있는 통증이라면 신체 부위에 관계없이 TMS에 포함될 수 있다. 대부분의 경우 TMS 그대로 번역했지만 자연스러운 문장을 위해 필요한 곳에서는 '통증'으로 옮긴 곳도 있다.

4 책 본문에서도 이야기하지만 이 책을 통틀어 '긴장tension'이란 용어는 분노, 불안 등 부정적인 심리적 긴장을 일컫는다.

■ 저자의 말

이 책은 1984년 출간된 《통증을 이기는 마음의 힘 Mind Over Back Pain》의 후속작이다. 그 책에서 나는 긴장성근육통증후군 Tension Myositis Syndrome, 이하 TMS이라는 질환에 대해 이야기했다. 목, 어깨, 등, 허리, 엉덩이, 다리 통증을 일으키는 주범이 바로 이 통증증후군이라고 나는 줄곧 생각해왔다. 첫 책이 출간된 이후 나는 TMS의 진단과 치료 개념을 더욱 가다듬어 왔다. 이 책은 그 결과물이다.

최근 수십 년 동안 이러한 통증증후군은 심각한 문제로 떠올랐다. 전체 성인의 80퍼센트 이상이 평생 한 번 이상은 통증으로 고생한다는 통계가 있다. 《포브스》지 1986년 8월호 기사에 의하면, 유행병처럼 번지는 각종 통증 때문에 한 해에 무려 560억 달러에 이르는 비용이 지출되고 있다고 한다. 이제 통증은 직장생활을 방해하는 질환으로 1순위를 차지하고 있으며, 감기 다음으로 병원을 찾는 흔한 질환이 되었다.

그런데 이처럼 통증이 유행병처럼 번진 것은 불과 지난 30년 동안의 일이다. 그 이유는 무엇일까? 인류의 수백만 년 진화 과정에서 인간의 허리가 최근 몇십 년 동안 갑자기 약해졌다는 말인가? 왜 그토록 허리를 다쳤다는 사람이 많은가? 그리고 늘어나는 통증 환자에도 불구하고 의료계는 통증에 대해 왜 그토록 무력한가?

나는 이 책을 통해 이런 질문들에 대한 답을 하려고 한다. 나의 기본적인 주장은 의학계가 다른 모든 유행병과 마찬가지로 통증에 대해서도 그 본질을 제대로 밝히지 못하고 있고, 따라서 잘못된 진단을 내려왔다는 것이다. 흑사병이 창궐할 당시에도 의학계는 박테리아나 전염병에 대해 알지 못했다. 의학이 고도로 발달한 오늘날에 통증처럼 흔한 질환의 원인을 제대로 규명하지 못하고 있다는 사실은 믿기 어렵지만 의사나 연구자들도 전지전능한 신은 아니기에 잘못된 의학적 편견에 계속 사로잡혀 있을 수 있는 것이다.

여기서 잘못된 편견이란 이처럼 흔한 통증증후군의 원인이 척추 구조의 이상이나 근육의 화학적·기계적인 결함 때문이라고 생각하는 것을 말한다. 또한 감정과 신체의 변화는 전혀 별개의 것이라는 기존 의학의 생각도 무시하지 못할 편견으로 작용한다. 그러나 TMS에 대한 진단 경험 결과 내 의견은 이 두 가지 편견과 상충한다. 허리, 목의 통증은 비록 고통스럽기는 해도 인체에 해가 없는 신체 조직의 생리적 이상이며, 주로 심리적이고 정서적인 문제 때문에 발생한다는 것이 내 기본적인 생각이다.

내가 이 문제의 중요성에 대해 인식하게 된 것은 1965년 뉴욕의과대학 부설 하워드 러스크 재활의학연구소의 외래 담당 의사로 부임하게 되면서부터였다. 당시 나는 목, 어깨, 허리, 엉덩이 통증을 호소하는 환자들을 많이 접하게 되었다. 당시까지 내가 배운 의학적 지식에 따르면, 통증은 척추나 관절, 디스크 구조에 이상이 있거나 잘못된 자세, 운동 부족, 운동 과잉 때문에 발생하는 것이었다. 그리고 팔, 다리의 통증은 주로 신경이 눌리기 때문이라고 배웠다. 그러나 환자들을 진료하다 보니 신체 구조의 이상으로 인해 통증이 생긴다는 것은 전혀 근거 없는 것임을 알게 되었다.

신체 구조적 진단에 근거한 주사나 초음파 온열치료, 마사지, 운동 등의 치료법이 정확히 어떤 효과를 내는지 아무도 알지 못하고 있고, 단지 몇몇 경우에만 통증을 완화시키는 효과가 있었을 뿐이다. 배나 허리근육을 강화하면 척추가 강해져 통증을 예방할 수 있다는 말도 있었다.

실제 환자들을 상대로 치료한 결과, 통증의 유형과 신체검사 결과는 서로 앞뒤가 맞지 않았다. 예를 들어 척추의 퇴행 때문이라고 생각했던 통증이 척추와 전혀 상관없는 신체 부위에서 나타나고는 했던 것이다. 그리고 디스크는 왼쪽으로 탈출되었지만 통증은 오른쪽 다리에서 느끼는 경우도 설명하기 어려웠다.

기존의 진단이 정확한 것인가에 대한 의문을 갖던 중 통증이 나타나는 신체 부위가 주로 목, 어깨, 등, 허리, 엉덩이 근육이라는 것을 알게 되었다. 그러나 더 중요한 발견은 이들 통증 환자 중 무려 88퍼센트가 긴장성 두통, 편두통, 속쓰림, 틈새탈장hiatus hernia: 복막과 복강 내 장기가 복벽 근육층의 약해진 구멍이나 틈새를 통해서 빠져나오는 현상, 위궤양, 대장염, 경련성 결장, 과민성대장증후군, 건초열(꽃가루로 인한 눈, 목, 콧구멍 등의 알레르기 증상), 천식 등 정신적 긴장과 관련된 질환을 앓고 있다는 점이었다. 이들 증상도 TMS의 일종이라는 것이 내 생각이다.

환자들에게 TMS 진단을 내리고 그에 따른 처방을 했더니 놀랄 만한 효과가 있었다. 그런 다음에야 어떤 환자가 치료 가능하고 어떤 환자는 치료할 수 없다는 것을 예측할 수 있게 되었다. 이로써 이 책에 제시된 내 진단과 치료 프로그램의 토대가 마련된 것이다.

먼저 밝혀둘 것은 이 책은 통증 치료에 대한 새로운 해법을 제시하는 것이 아니라는 점이다. TMS는 새로운 '치료법'이 아니다. 어디까지나 새로운 '진단'이다. 따라서 그 진단에 맞는 적절한 치료법을 따르면 된다. 다양한 감염증의 원인이 박테리아리는 것을 알고 그에 따라 세균을 막는 항생제를 개발한 것처럼 통증의 원인이 정서적 요소라면 이에 대한 적절한 대응책을 찾으면 된다. 나는 전통적인 통증 치료법에서 어떠한 일관성도 찾을 수 없었다. 그보다 환자들이 자신의 증상을 제대로 '알게' 하는 것이 가장 확실한 치료법이라는 것을 깨닫게 되었다. 아직 이 책을 읽지 않은 독자들에게는 엉터리처럼 들리겠지만 이 점은 책을 읽어나가면 보다 분명하게 드러날 것이다.

나의 진단법이 소위 말하는 전인적全人的 의학holistic medicine에 속하는 것일까? 그러나 불행히도 요즈음의 전인적 의학이라는 것은 과학과 유사과학, 미신 등이 뒤죽박죽 섞여 있는 것에 붙이는 이름에 다름 아니다. 정통 의학에서 벗어난 것들은 무조건 전인적 의학이라는 명분을 달고 있다. 인간을 하나의 통합된 전체로서 다루는 것, 이것이 바로 현대 의학에서 놓친 점이라는 것은 사실이다. 그러나 현대 의학과 의견을 달리한다고 해서 모두 전인적 의학이라고 부를 수는 없다.

아마도 전인적 의학이라는 것은 건강과 질병의 정서적인 면과 신체적인 면을 모두 아우르는 의학에 붙여야 할 이름일 것이다. 이런 정의를 받아들인다고 해서 과학적 방법론을 무시하는 것은 아니다. 오히려 엄정한 의학 방정식에 '정서'라는 매우 다루기 어려운 변수를 추가할 때는 증거나 결과의 반복 가능성에 대한 요구가 더 엄격해져야 한다.

따라서 이 책에 제시된 내 진단은 흔히 말하는 의미에서의 전인적 의학은 아니다. 나는 오히려 내 진단이 '좋은 의학good medicine'의 본보기가 되었으면 한다. 좋은 의학이란 관찰에 근거한 것으로 경험에 의해 증명될 수 있는 의학을 말한다. 통증을 비롯한 TMS가 정신적 긴장 때문에 생기는 것인데도 불구하고 기존 의학은 심리적 요소가 아닌 신체적 진단을 내려왔던 것이다.

전인적 의학을 몸과 마음의 상호작용을 고려하는 의학이라고 정의한다면 모든 의사들은 전인적 의학의 시술자가 되어야 한다고 생각한다. 건강, 질병과 관련하여 정서적 요소를 제외하는 것은 열등한 의학이며 열등한 과학이다.

비록 통증이 정서적 현상에서 비롯된 것이지만 엄연히 신체 질환이라는 점을 놓쳐서는 안 된다. 따라서 환자의 몸과 마음을 함께 다룰 줄 아는 의사의 진단을 받아야 한다. 심리학자들은 통증을 심리적 이유 때문이라고 생각할 수 있지만 신체적 진단에 대해 잘 모르기 때문에 TMS라고 자신 있게 말하지 못한다. 한편 심리적 이유로 인한 질환에 대해 훈련을 받은 의사는 매우 드물어 통증 환자는 일종의 진료 사각지대에 놓이고 만다. '통증은 모두 심리적인 것이다'라는 다소 경멸적인 결론을 피하기 위해서도 TMS에 대해 훈련받은 의사가 진단을 내리는 것이 중요하다.

　TMS 진단에 대해 의사들은 어떤 생각을 가지고 있을까? 대부분의 의사들은 이에 대해 잘 모르고 있다는 것이 내 생각이다. 나는 TMS에 대한 여러 편의 논문과 책을 썼지만 극소수의 물리요법이나 재활의학 의사들을 제외하고는 아무 반응이 없었다. 심지어 최근에는 TMS에 관한 논문을 싣는 것조차 불가능하게 되어버렸다. 그것은 TMS라는 진료 개념이 기존의 의학적 정설에 반하는 것이기 때문이다. TMS 논문은 일반인을 대상으로 쓴 것이지만 이 책을 읽게 될 의사들에게 나는 그것이 이제까지 썼던 어느 논문보다 완벽하다고 자신힐 수 있다.

　주위 의사들의 반응으로 판단해보건대 대부분의 의사들은 내 진단을 무시하거나 거절할 것이다. 나와 전공이 같은 몇몇 의사들은 내 진단의 유효성을 믿지만 실제로 환자들을 치료하는 것은 무척 어렵다고 푸념한다. 통증에 대한 나의 새로운 진단에 젊은 의사들이 더 호의적인 반응을 보일 것이라는 말을 해준 이도 있다. 그런 젊은 의사들에게 메시지가 충분히 전달되었으면 한다.

　내가 이 책을 통해 TMS 환자들에게 바라는 바는 무엇인가? 책 한 권이 의사를 대신할 수는 없다. 책을 통해 환자를 진단하고 치료하는 것이 내가 의도하는 바는 아니다. 나는 책이나 비디오테이프를 통해 의사로 행세하는 것은 의사로서 비윤리적이며 비도덕적인 행위라고 생각한다. 통증이 있다면 먼저 암, 종양, 뼈나 기타 부위에 심각한 질환이 있는 것은 아닌지 의사에게 진료를 받아야 한다.

　이 책을 쓴 목적은 의학계에 주의를 환기시키려는 것이다. 통증이 국민

건강의 중요한 문제로 떠오르는 이때, 통증의 원인에 대한 의학계의 시각이 변하지 않는다면 이 문제는 절대 해결될 수 없기 때문이다.

책의 목적을 이야기하고 보니 이 책의 전작인 《통증을 이기는 마음의 힘》을 읽고 통증이 사라진 독자들에 대해 이야기하지 않을 수 없다. 많은 독자들은 통증 치료에 있어 가장 중요한 것은 통증의 원인과 과정에 대한 환자들의 명확한 '이해'라는 사실을 확인시켜주었다.

새로운 생각은 실험과 반복을 통해 유효성이 입증되어야 하는 것이 과학이 지닌 생리다. 일반적으로 받아들여지기 위해서는 모든 종류의 의심을 뛰어넘을 수 있어야 한다. 이 책에 제기된 나의 생각 역시 많은 연구자들의 검증을 거쳐야 할 것이다. 이런 과학적 의학의 맥락 속에서 동료들이 직접 검증해보고 틀린 것은 수정해주기를 기꺼이 바란다. 다만 내 작업을 무작정 무시하지 말았으면 한다. 왜냐하면 통증은 이제 매우 심각한 문제로 다가오고 있으며, 반드시 그 해결책을 모색해야 하기 때문이다.

contents

저자의 말 5

1 통증의 증상

누가 TMS에 잘 걸리는가? 24
TMS는 신체 어느 부위에 나타나는가? 26
   근육 | 신경 | 힘줄과 인대
봉승의 원인과 시작에 대한 환자들의 생각 33
통증 시작의 유형 35
   급성 통증 | 서서히 시작되는 통증
통증이 나타나는 시점 38
   통증의 지연 | 휴가증후군 | 명절증후군
TMS의 진행 과정 42
   조건화 | 흔히 나타나는 TMS의 유형 | TMS 환자의 실례 | 정리

2 통증의 심리학

긴장 55
스트레스 56
의식 58
무의식 59
   열등감 | 불안 | 나르시시즘 | 분노 | 억압
억압된 감정에 대한 신체의 방어 75
TMS와 유사한 증상들 77

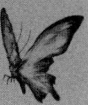

　　위궤양 이야기
　몸과 마음 79
　　공포심이 TMS에 미치는 영향 | 스트레스에 대한 대처
　　TMS 진단을 거부하는 사람들
TMS는 전 세계적인 현상인가? 86
TMS는 새로운 것이 아니다 87
　정리 87

3 통증의 생리학

　자율신경계 92
　산소 결핍 93
　산소 결핍의 사례 94
　산소 결핍의 결과 96
　　근육 | 압통점 | 신경 | 힘줄과 인대
　정리 100

4 통증의 치료

　초기의 통증 치료 105
　현재의 치료 개념 108
　치료 전략 113
　　심리적으로 생각하라 | 뇌와 대화하라 | 신체 활동을 회복하라

contents

모든 신체 치료를 멈춰라 | 통증 환자들이 매일매일 되새겨야 할 것
소그룹 모임의 효과 120
정신 치료의 목적 123
추적조사 125
환자들의 질문 131

5 기존의 통증 진단

흔히 내리는 신체 구조적 진단 143
    디스크 탈출 | 척추관협착증 | 신경 압박 | 추간관절증후군
    척추관절염 | 전이 추체 | 척추분리증 | 잠재이분척추 | 척추탈위증
    척추측만 | 고관절의 퇴행성관절염 | 슬개골연골연화증 | 골극
    섬유근육통 | 점액낭염 | 건염 | 꼬리뼈 통증 | 신경종 | 족저근막염
    다발성 단신경염 | 턱관절증후군 | 염증 | 염좌

6 기존의 통증 치료

플라시보 효과를 보이는 치료법 168
    상처 입은 부위를 쉬게 하는 치료법 | 통증을 줄이는 치료법
    신체를 이완시키는 치료법 | 신체 구조를 바로잡는 치료법
    근육을 강화하는 치료법 | 혈액 순환을 원활하게 하는 치료법 | 염증 치료법
만성 통증 치료법 174

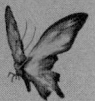

7 몸과 마음

샤르코와 프로이트 180
프란츠 알렉산더 181
병에 대한 물리화학적 개념의 지배 182
몸과 마음에 대한 연구 현황 184
몸과 마음의 상호작용에 대한 가정 185
　인간 정신의 구성 | 등가물의 원칙 | 억압된 감정에 대한 방어 수단
　심리적인 요인의 통증에 대한 단일이론
심신의학의 현재 상황 193
마음과 심장혈관계 194
마음과 면역계 200
마음과 암 203
마음의 힘 205
마음과 알레르기 206
마음과 소화기 계통 208
마음과 두통 209
마음과 피부 210
주술사 211
마음이 통증을 줄이는 실례 212
환자들의 편지 214

감수자의 말 227

➕ 통증 환자들이 해야 할 것

- 정상적인 신체 활동을 회복한다. 그것이 통증을 더 심하게 하지는 않을 것이다.
- 뇌와 대화를 나눈다. 이제 주도권은 내가 쥐었다고 이야기한다.
- 통증을 덜기 위한 모든 신체적 치료를 그만둔다. 오히려 회복에 방해가 될 수 있다.

➕ 통증 환자들이 하지 말아야 할 것

- 분노를 억압하지 않는다. 억압된 분노는 신체의 통증을 유발한다.
- 신체 어딘가가 상처를 입었다고 생각하지 않는다. 이런 사고가 습관화되면 통증은 지속된다.
- 통증이 있더라도 너무 놀라지 않는다. '나는 통증을 충분히 극복할 수 있다'고 생각한다.

✚ 통증 환자들이 매일매일 되새겨야 할 것

- 나의 통증은 TMS라고 불리는 증상 때문이며, 그것이 신체 구조상 어디에 문제가 있는 것은 아니다.
- TMS는 신체에 무해한 증상으로 무의식에서 억압된 '분노' 때문에 생기는 것이다.
- TMS는 그런 불쾌한 감정에 대한 회피책으로 내 주의를 몸으로 돌리려는 것이다.
- 내 허리는 기본적으로 문제가 없으므로 두려워할 것은 아무것도 없다.
- 따라서 어떤 신체 동작도 위험하지 않다.
- 그리고 모든 정상적인 신체 동작을 회복할 것이다.
- 더 이상 통증에 얽매이거나 두려워하지 않을 것이다.
- 통증보다는 문제의 진짜 원인인 나의 정서적인 면에 더 주의를 기울이겠다.
- 스스로 나 자신을 잘 통제할 수 있다. 무의식이 나를 통제하도록 가만히 두지 않겠다.
- 나는 언제나 마음을 살필 것이다.

통증의 증상 **1**

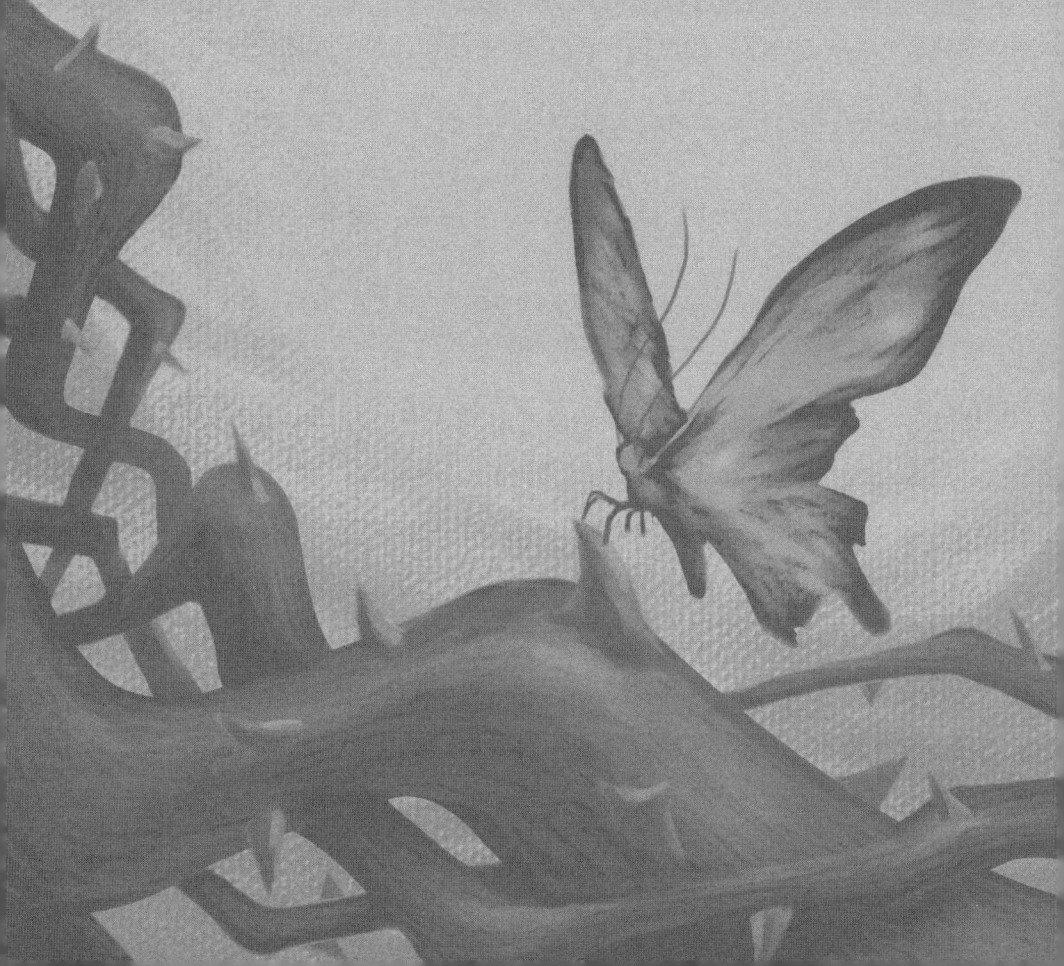

목이나 어깨, 허리, 엉덩이 통증을 호소하는 사람들에게는 공통적인 특징이 있다. 그들은 어떤 활동을 하다가 상처를 입었다고 말한다. 달리기를 하거나, 아이를 팔로 들어올리거나, 혹은 십여 년 전 가벼운 접촉사고 이후 통증이 재발한다고 말하기도 한다.

신체 특정 부위의 상처나 손상 때문에 통증이 생긴다는 생각이 사람들의 의식 속에 깊이 박혀 있다. 물론 활동을 하다가 통증이 시작되었다면 통증을 신체 활동과 연관시키지 않을 수 없다(나중에 알게 되겠지만 이는 사실과 다르다). 하지만 허리가 원래 약하다거나 쉽게 상처를 입는다는 이 대부분의 생각은 대중들에게 어마어마한 재난을 안겨준다. 왜냐하면 허리에 무리가 갈까봐, 그 끔찍한 통증이 재발할까봐 일상생활에 상당한 제약을 받는, 이른바 반불구의 사람들이 많기 때문이다. 그들은 이런 말을 자주 한다. "또 허리를 다칠까봐 아무것도 마음놓고 할 수 없어요."

이런 생각은 의사를 비롯한 의료진들에게서 비롯된 것이다. 그렇다고 거기에 어떤 악의가 있는 것은 아니다. 목, 어깨, 허리, 엉덩이 통증은 척추나 관련 구조의 상처 또는 질병 때문에 생기거나 척추 주위의 근육과 힘줄의 기능이 정상적이지 못하기 때문에 생긴다고 의사들은 믿어왔기 때문이다. 하지만 그런 진단은 과학적 근거가 없다.

반면에 나는 지난 17년간 이와는 매우 다른 진단에 근거해 통증을 해결하는 데 만족할 만한 성과를 거두어왔다. 이런 통증들은 대부분 심리적 긴장으로 인해 생기는 근육, 신경, 힘줄, 인대의 상태 변화 때문이라는 것이 내 생각이다. 이 점은 간단하고 효과가 빠른 치료 프로그램의 높은 성공률로 증명되었다.

현대 의학은 근본적으로 기계적이며 구조적인 성향을 띠고 있다. 신체를 매우 복잡한 기계로 간주하고, 질병은 감염, 외상, 유전적 요인, 퇴화, 암 등과 같은 요인들 때문에 생기는 기계의 오작동으로 인식한다. 동시에 연구실에서 증명될 수 없다면 그 어떤 것도 유효성을 인정할 수 없다는 믿음 때문에 의학은 연구실 실험에 절대적으로 의존하게 되었다. 실제로 의학 발전에 있어 연구실 실험의 중요성에 대해 반박할 사람은 아무도 없을 것이다. 페니실린과 인슐린의 경우만 봐도 알 수 있다.

하지만 연구실에서 연구하고 증명하기 어려운 것들이 있다. 그 중 하나가 마음과 그 기관인 뇌라고 할 수 있다. 따라서 현대 의학은 그를 무시하기에 이르렀다. 그리고 한걸음 더 나아가 정서는 건강이나 질병과 아무런 관련이 없다고 믿게 되었다. 의사들 대부분은 신체 질병에 있어서 정서가 어떤 역할을 담당했다고 생각하지 않는다. 정서가 신체 질병을 더 악화시킬 수 있다는 점에는 동의하지만 정서와 관련된 문제를 다루는 데 있어서는 불편해한다. 그들은 마음에 관한 것과 몸에 관한 것을 명확히 구분하고 후자의 문제만 다루려고 한다.

십이지장궤양이 그 좋은 예다. 십이지장궤양은 심리적 긴장 때문에 생긴다는 사실을 의사들은 인정하고 있다. 하지만 치료의 초점을 심리적이 아닌 의학적인 부분에 두고 있으며, 위산 분비를 중화시키거나 방지하는 약을 처방한다. 질병의 근본 원인을 치료하지 못하는 의학은 열등할 수밖에 없다. 그것은 의과대학에서 그토록 주의를 받았던 대증요법symptomatic treatment밖에 되지 못한다. 하지만 신체를 치료하기만 하면 자신의 역할을 다했다고 생각하는 의사가 많기 때문에 심리적인 부분이 근본 원인인데도 불구하고 무시되고 만다. 물론 몇몇 의사들은 심리적 긴장에 관해 몇 마디 언급하기는 하지만 "마음을 편히 가지세요. 당신은 너무 무리하고 있어요." 등과 같은 피상적인 수준이다.

통증은 당연히 신체에 문제가 있는 증상으로 보이기 때문에 의사들이 그 원인을 심리적 요소로 돌릴 가능성은 매우 적다. 그래서 의사들은 신체 구조를 통한 설명에 집착한다. 하지만 그런 와중에 오늘날 통증이라는 전염병이 이토록 만연하게 되었음을 간과해서는 안 된다.

목, 어깨, 허리, 엉덩이 통증이 신체 구조적인 이상 때문이 아니라면 그 원인은 무엇인가? 다년간의 연구와 임상 경험에 의하면, 이런 흔한 통증은 긴장성근육통증후군Tension Myositis Syndrome, TMS 이라 불리는, 특정 근육, 신경, 힘줄, 인대의 생리적인 성질 변화가 원인인 것으로 추정하고 있다. TMS는 인체에 무해하지만 매우 고통스러운 것으로, 흔히 있을 수 있는 특정한 정서의 결과다.

　이 장의 나머지 부분은 누가 TMS에 잘 걸리며, TMS가 자주 나타나는 신체 부위는 어디인지, TMS에 일정한 유형이 있는지, TMS가 건강과 일상생활에 어떤 영향을 미치는지를 살펴볼 것이다. 이어지는 2장, 3장, 4장에서는 통증의 심리학과 생리학, 그리고 치료법에 대해 알아보려고 한다. 뒤이어 5장과 6장에서는 지금까지 통증의 진단과 치료법, 마지막 장에서는 건강과 질병의 관점에서 몸과 마음의 상호작용을 바라보는 것으로 끝맺으려 한다.

누가 TMS에 잘 걸리는가?

어린아이들도 TMS에 걸리는 것을 보면, 이는 요람에서 무덤까지 진행되는 문제라고 할 수 있다(물론 5~6세까지는 잘 나타나지 않는다). 어린이들에게 나타나는 TMS 증상은 어른들과는 다소 다르다. 성장통 growing pains : 몸에 특별한 신체적 이상이 없는데도 양쪽 무릎, 정강이, 허벅지, 팔 등이 아픈 증세이 바로 TMS의 증상이라 할 수 있다.

　성장통의 원인은 아직 밝혀지지 않았지만 의사들은 전혀 해가 없는 것이라고 부모들을 설득해왔다. 한밤중에 딸아이가 다리 통증을 호소한다는 젊은 엄마의 이야기를 듣고 있던 중 문득 이런 생각이 떠올랐다. 딸아이가 겪었던 증상은 어른들에게 갑작스레 나타나는 좌골신경통 sciatica : 엉덩이부터 대퇴후측, 하퇴외측, 발등에 걸쳐 위에서부터 아래쪽으로 방산하는 신경통과 매우 흡사하며, 좌골신경통은 TMS에 흔히 나타나는 증상이므로, 성장통은 어린이들에게 나타나는 TMS라는 생각이 들었던 것이다.

TMS는 증상이 없어진 후에 신체 어딘가에 증거를 남기는 것이 아니기 때문에 의사들이 성장통의 성질을 제대로 설명할 수 없었던 것은 이상한 일이 아니다. 성장통은 통증을 일으키는 혈관 수축이 일시적으로 일어났다가 다시 정상으로 돌아온다.

이런 갑작스러운 통증이 남기는 정신적 충격은 아이들도 어른들과 마찬가지다. 통증 재발에 대한 두려움으로 이어져 마치 끔찍한 악몽을 꾼 것 같은 효과를 낸다. 그래서 마음은 그 고통스러운 감정을 스스로 겪게 하는 대신 신체적인 반응을 유발하게 한다.

어린이와 정반대편에 서 있는 80대 노인들도 이런 증상을 보인다. TMS에는 나이 제한이 없는 것처럼 보인다. 인간이 감정을 생산해낼 수 있는 한 TMS에 노출되어 있다고 할 수 있다.

TMS가 가장 빈번하게 발생하는 연령대가 있는가? 있다면 우리는 이런 사실로부터 무엇을 배울 수 있는가? 1982년 추적조사에서 177명의 환자들을 상대로 TMS 치료를 받고 난 후의 상태에 대해 인터뷰를 했다(이 조사의 결과는 125쪽을 보라). 환자들 중 30~40대가 77퍼센트였고, 20대가 9퍼센트, 10대는 고작 2퍼센트에 불과했다. 그리고 60대는 7퍼센트, 70대는 4퍼센트였다.

이런 통계는 목, 어깨, 허리 통증의 원인이 정서적인 것임을 강력하게 시사한다. 왜냐하면 30대부터 60대에 이르는 시기는 사회적 책임이 막중하게 부과되는 때이기 때문이다. 이 시기는 성공과 출세에 대한 압력을 일생 중 가장 많이 받는 시기이며, 따라서 TMS가 발병할 확률이 가장 높다는 것은 논리적인 귀결이다. 더구나 만약 퇴행성관절염osteoarthritis, 디스크 퇴화나 탈출disc degeneration and herniation, 척추관절증facet arthrosis, 척추관협착증spinal canal stenosis 등 척추의 퇴화가 통증의 주된 원인이라는 주장이 사실이라면 통증은 연령대가 높아질수록 더욱 빈번하게 발생해야 할 것이다. 물론 이것은 주변적인 증거에 불과하지만 이 조사가 시사하는 바는 자못 크다.

따라서 'TMS에 잘 걸리는 연령대가 있는가?' 라는 질문에 대해서는 '누구나' 라고 답할 수 있다. 하지만 그 중에서도 사회적 책임이 막중한 시기에 가장 잘 걸린다는 점을 지적해야겠다. 자, 이제부터는 TMS가 어느 부위에, 어떤 과정을 거쳐 발생하는지 살펴보기로 하자.

TMS는 신체 어느 부위에 나타나는가?

근육

TMS와 관련된 가장 중요한 조직은 근육이다. 원어 myositis를 기억하자. 이미 언급했듯이 myo- 는 근육을 뜻한다. TMS에 걸리기 쉬운 신체의 근육은 목의 뒤쪽, 등, 허리, 엉덩이 근육이다. 이들 근육은 자세근postural muscles이라고도 알려져 있다. 자세근은 이들 근육이 머리와 상체의 자세를 똑바로 유지시켜 팔을 자유롭게 움직일 수 있도록 하기 때문에 붙여진 이름이다.

자세근은 팔다리근육보다 지근섬유slow twitch muscle fiber를 더 많이 포함하고 있어 오래 지속되는 동작에 효율적이다(근육섬유에는 속근섬유fast twitch muscle fiber와 지근섬유가 있다). TMS가 자세근에 주로 나타나는 이유가 바로 이것 때문인지는 확실하지 않지만 가장 많이 사용하는 근육이 가장 중요한 일을 수행한다고 볼 수 있으므로 가능성은 충분히 있다. 인간이 가장 많이 사용하는 근육은 해부학적으로 둔근臀筋, gluteal muscles이라고 알려진 엉덩이근육이다. 이 근육은 몸체를 똑바로 세워 앞이나 뒤로 넘어지는 것을 방지한다. 통계적으로 볼 때 TMS가 가장 자주 나타나는 부위는 허리와 엉덩이 주위다.

엉덩이 바로 위에 허리근육이 있는데(허리의 잘록한 부분) 흔히 엉덩이근육과 동시에 통증이 나타나는 곳이다. 때로 엉덩이근육과 허리근육이 별개의 영향을 받는 경우도 있다. 어림잡아 TMS 환자의 3분의 2는 엉덩이근육과 허리근육에 주로 통증을 느낀다. 두 번째로 TMS가 자주 나타나는 부위는 목과 어깨근육이다. 통증은 주로 목의 옆면과 어깨 상부, 상부 승모근trapezius muscles: 상배부(上背部)에 있는 삼각형의 큰 근육에서 나타난다.

이처럼 TMS는 어깨와 엉덩이 사이 어느 부위에서도 나타날 수 있지만 허리근육과 엉덩이근육에 주로 나타난다.

일반적으로 환자들은 이들 주요 부위 중 한 곳, 예를 들면 왼쪽 엉덩이나 오른쪽 어깨의 통증을 호소한다. 하지만 실제로 검사를 해보면 예상치 못한 사실을 발견할 수 있다. 거의 모든 TMS 환자들이 엉덩이근육, 허리근육, 상부 승모근을 누르면 쉽게 통증을 느낀다는 점이다. 이런 일관된 유형은 통증이 척추의 구조적 이상이나 근육의 기능 부전보다는 뇌에서 시작된다는 가설을 뒷받침하는 데 중요한 단서가 된다.

신경

만성 통증과 관련된 두 번째 조직으로 신경, 특히 말초신경이라고 알려진 것을 들 수 있다. 통증이 가장 많이 생기는 곳은 말초신경 중에서도 통증이 심한 근육 주위의 신경이다.

좌골신경sciatic nerve은 엉덩이근육 깊숙한 곳에 하나씩 위치해 있다. 요추신경은 허리 부위의 척추주위근육lumbar paraspinal muscles 아래에 있으며, 경추신경과 상완신경총上腕神經叢, brachial plexus은 상부 승모근 아래에 있다. 이들 좌골신경, 요추신경, 경추신경, 상완신경총이 TMS에 쉽게 영향을 받는 신경들이다. 실제로 TMS는 신체의 특정 구조에 나타나는 증상이 아니라 해당 부위에 전반적인 영향을 미치는 작용이다. 그런 이유로 주위 모든 조직들이 산소가 부족해지고 이어 근육과 신경의 통증으로 나타난다.

근육과 신경이 영향을 받으면 다양한 느낌의 통증을 경험하게 된다. 칼로 베이는 듯하고, 쿡쿡 쑤시고, 열이 나는 것 같기도 하고, 깜짝 놀라거나 짓누르는 듯한 통증일 수도 있다. 그 외에도 신경과 관련하여 바늘로 찌르는 듯하고, 따끔거리거나 저리고, 팔과 다리의 감각이 무뎌지는 듯한 느낌이 들 수도 있다.

근육 약화는 근전도로 측정할 수 있다. 근전도에 이상이 있으면 흔히 압박에 의한 신경 손상이라고 한다. 그러나 근전도 이상은 TMS에서 매우 흔하게 볼 수 있으며, 구조적 이상 때문에 생기는 신경 손상보다 더 많은 수의 신경이 관련되어 있는 경우도 있다.

요추신경과 좌골신경은 다리를 지나가기 때문에 이들 신경에 이상이 생기면 다리에 증상이 나타난다. 경추신경과 상완신경총 이상은 팔과 손에 증상이 나타난다. 그러나 다리 통증은 디스크 탈출 때문이고 팔 통증은 신경이 눌렸기 때문이라는 것이 지금까지의 진단이었다.

TMS는 주로 목, 어깨, 등, 허리, 엉덩이 신경에 나타나며 극심한 통증을 동반하지만 가끔씩 가슴에 통증을 느끼기도 한다. 그럴 때면 심장에 문제가 있는 것으로 생각하기 쉽다. 그러나 사실 등 쪽의 척추신경은 등뿐만 아니라 몸통 앞부분에도 연결되어 있기 때문에 등 부위의 TMS에 의한 경미한 산소 결핍으로 인해 가슴 통증이 생기는 것으로 보아야 한다. 다만 심각한 질병이 아닌지 확인하기 위해서 반드시 의사와 정기적으로 상담해야 한다. 이 책은 TMS라는 증상을 밝혀보려는 시도일 뿐 자가진단을 위한 가이드북은 아니다.

자신의 병력과 각종 검사 결과를 근거로 하여 TMS가 신경 부위에 나타나는 것을 의심하는 사람도 있다. 그러나 실제로 좌골신경통은 다리 윗부분과 대퇴부 전면을 제외한 다리 어느 부분에도 영향을 미칠 수 있고, 신경줄기가 산소 결핍에 영향을 받는 정도에 따라 통증에는 다양한 변화가 있을 수 있다. 앞에서 언급한 것처럼 이상한 느낌이나 특정 부위의 무기력감을 호소하는 경우도 있다.

신체검사에서는 건반사와 근육의 강도를 측정하는데, 이는 산소 결핍으로 인해 운동 자극이 전달되지 못할 정도로 신경이 눌려 있는지 검사하는 것이다. 또한 통증 부위 신경의 감각섬유$^{sensory\ fiber}$에 문제가 없는지 알아보기 위한 감각 실험도 있다. 감각신경이나 운동신경의 이상을 기록한 후 의사와 환자는 검사 결과를 놓고 상의한다. 무기력감이나 무딤, 따끔따끔한 느낌이 전혀 해롭지 않다는 점을 환자들은 다시 한번 확신할 수 있게 된다.

흔히 똑바로 누운 상태에서 다리를 위로 들어올리는 검사를 한다. 물론 의사에 따라 이 검사를 하는 이유는 다르다. 엉덩이 부위에서 심한 통증을 느끼는 환자는 다리를 죽 편 상태에서 많이 들어올리면 극심한 통증을 느낀다. 이 통증은 근육이나 좌골신경 혹은 둘 모두에 원인이 있을 수 있다. 그러나 대부분의 경우 튀어나온 디스크가 좌골신경을 압박하기 때문은 아니다.

어깨와 팔에 통증이 있어도 비슷한 검사를 한다. 종종 왼쪽과 오른쪽에 모두 통증을 느끼는 환자도 있지만 그것에 특별한 중요성을 부여할 필요는 없다. 또한 오른쪽 엉덩이와 다리에서 심한 통증을 느끼고 목이나 한쪽 어깨에서 가벼운 통증을 느끼는 환자도 있다. TMS는 자세근 어디에도 나타날 수 있기 때문에 이는 충분히 예상할 수 있는 부분이다.

힘줄과 인대

TMS에 관한 첫 책이 출간된 이후 나는 힘줄과 인대 통증 역시 TMS의 증상 중 일부라는 것을 확신하게 되었다. TMS에 근육myositis이라는 단어가 들어가므로 근육에만 나타나는 것으로 생각할 수 있지만 다년간의 진료 경험으로 미루어볼 때 근육뿐 아니라 신경, 힘줄, 인대 등에도 나타났다. 이제 나는 TMS가 근육과 신경 이외의 신체 조직에도 나타날 수 있다는 것을 알게 되었다. 그리고 시간이 경과할수록 이 생각은 점점 더 확실해졌다.

처음 내 주의를 끈 것은 환자들의 보고서였다. 요통이 사라졌을 뿐 아니라 테니스를 많이 쳐서 생기는 팔꿈치의 관절염 같은 힘줄의 통증도 같이 없어졌다는 것이다. 테니스엘보는 건염腱炎, tendonitis : 통증을 수반한 힘줄과 인대의 염증이라는 흔한 질병 가운데 하나이다. 힘줄에 통증이 있으면 과도한 운동으로 인해 염증이 생긴 것일 수 있다. 이럴 때는 소염제를 투여하고 휴식을 취하게 하는 것이 일반적인 치료법이다.

힘줄에 생기는 통증의 원인이 TMS일 수도 있다고 생각했던 나는 환자들에게 제안 하나를 했다. 환자들의 머릿속에서 건염을 요통으로 대치해보라는 것이었다. 그리고 나서 건염이 사라지는지 살펴보라고 했다. 결과는 매우 흡족스러웠고 시간이 흐를수록 내 진단에 확신을 갖게 되었다. 지금은 건염이 TMS 증상 가운데 하나라는 것을 자신 있게 말할 수 있다.

내 경험에 의하면 건염은 팔꿈치보다 무릎에 자주 나타난다. 무릎 통증이 있으면 보통 슬개골연골연화증이라는 진단을 내리는데, 슬개골연골연화증은 무릎의 슬개골이 약해져서 쉽게 상처를 입는 상태다. 그러나 실제로 무릎을 검사해보면 무릎 관절을 둘러싸고 있는 힘줄과 인대가 작은 접촉에도 쉽게 통증이 생기고, 요통이 사라지면 무릎 통증도 사라지는 것을 관찰할 수 있다.

건염이 자주 나타나는 또 다른 부위는 발과 발목, 발등과 발바닥, 아킬레스건 등이다. 이에 대해서는 신경종neuroma, 골극bone spurs, 족저근막염plantar fasciitis: 뒤꿈치 통증, 평발, 과도한 신체 활동으로 인한 외상 등으로 진단을 내린다. 건염이 자주 나타날 수 있는 또 다른 부위는 어깨다. 점액낭염粘液囊炎, bursitis이나 어깨 회선건판回旋腱板이라고 진단을 내린다. 이 경우에도 어깨의 힘줄을 만져보면 통증을 느끼게 된다. 손목 인대도 TMS가 흔히 나타나는 부위다. 팔목터널증후군carpal tunnel syndrome 역시 TMS일 가능성은 있지만 지금으로서는 확실하게 말할 수 없다.

경미한 사고를 당한 후 다친 부위가 아닌 다른 부위에서 통증을 느끼는 여성이 있었다. 그녀는 고관절에 통증이 느껴진다고 했고 엑스선을 촬영해 보니 실제로 고관절에 염증이 있었다. 따라서 통증의 원인이 관절염 때문이라는 진단을 받았다. 그녀는 과거에 TMS에 취약하다는 판정을 받은 적이 있었기 때문에 나는 그녀에게 내 진단을 받아볼 것을 제의했다. 엑스선을 살펴보니 문제가 된 고관절 염증은 그녀 나이에서는 정상적이고 아주 경미한 것이었다. 그녀는 관절의 움직임에도 별이상이 없었고 무거운 짐을 져도 통증을 느끼지 않았다. 다리의 움직임 역시 이상이 없었다. 통증을 느끼는 곳을 정확하게 짚어보라고 했더니 근육의 인대가 뼈와 접합되는 부분을 가리켰다. 그곳은 고관절보다 한참 위에 있는 곳이다. 그곳을 손으로 누르자 통증을 호소했다. 나는 그녀에게 TMS의 증상인 건염이라고 했다. 그리고 며칠 후 그녀의 통증은 씻은 듯이 사라졌다.

고관절의 건염은 흔히 전자점액낭염trochanteric bursitis 때문이라고 알려져 있는데, 이 환자의 경우 이러한 진단이 내려지지 않았던 것은 통증의 위치가 고관절 위쪽에서 바깥쪽으로 돌출된 부분, 즉 전자trochanter:대퇴골 상부의 돌기보다 위쪽에 있었기 때문이다.

TMS는 신체의 다양한 부위에서 증상이 나타날 수 있다. 특히 한 곳을 치료하면 다른 곳에서 다시 증상이 나타나는 경향이 있다. 환자들은 흔히 지난번 통증이 좀 괜찮다 싶으면 이번에는 새로운 부위에서 통증을 느낀다고 호소한다. 이것은 마치 뇌가 감정의 영역으로부터 다른 곳으로 주의를 돌리는 편리한 전략을 포기할 의사가 없음을 보여주는 것과 같다. 그러므로 환자들은 통증이 나타날 수 있는 신체 부위가 어디인지 알아두어야 한다.

요약하자면, TMS는 세 가지 신체조직에서 주로 나타난다. 근육, 신경, 힘줄과 인대가 그것이다. 이제 TMS가 증상을 드러내는 과정을 살펴볼 차례다.

통증의 원인과 시작에 대한 환자들의 생각

통증으로 찾아오는 환자들을 처음 대하면 대부분 과거에 사고를 당했거나, 퇴화의 과정을 겪고 있거나, 선천적으로 근육의 강도나 유연성에 문제가 있다고 생각하는 듯한 인상을 받는다. 그 중에서도 사고를 당해 다쳤다고 생각하는 경우가 가장 많다.

몇 년 전에 조사한 바에 의하면, 환자들 중 40퍼센트가 통증의 원인을 경미한 자동차 사고나 빙판길 또는 계단에서 넘어졌던 각종 사고에 의한 것으로 생각했다. 무거운 물건을 들어올리다가, 혹은 근육을 너무 무리하게 사용하다가 통증이 시작되었다고 생각하는 사람도 있었다. 달리기, 테니스, 골프, 농구 등도 흔히 통증의 주범으로 지목되고는 한다. 환자들은 사고가 있은 후 몇 분, 몇 시간, 혹은 며칠이 지나자 통증이 시작되었다고 생각한다. 이는 통증의 성격에 관한 중요한 질문을 던져준다. 비누를 집으려고 몸을 구부리거나 찬장에서 접시를 꺼내려고 몸을 가볍게 비트는 행위 등 아주 사소한 사건인 경우에도 그에 따르는 통증은 마치 냉장고를 들어올릴 때 경험했던 통증만큼이나 무시무시할 수 있다는 점이다.

사무실 책상에 앉아 글을 쓰던 도중 갑자기 허리에 극심한 통증을 느껴

병원에 실려 간 젊은 남성이 있었다. 그 다음 이틀 동안은 그에게 있어 악몽과도 같은 날들이었다. 몸을 조금만 움직이려 해도 통증이 느껴졌던 것이다.

어째서 인간의 다양한 신체적 동작으로 인해 그렇게 끔찍한 통증이 생길 수 있는 것일까? 신체적 사건이 있은 후 통증이 시작되는 시점에는 다양한 차이가 있는 것으로 볼 때, 신체적 사건은 통증의 원인이 아니라 단지 방아쇠 역할을 하는 것 같다. 물론 신체적 사건 없이 통증이 시작되는 환자도 많다. 이들은 통증이 서서히 시작되거나 아침에 눈을 뜨니 통증을 느끼는 경우인데 60퍼센트의 환자들이 이런 경험을 했다.

신체적 사건은 방아쇠 역할을 할 뿐이라고 보는 이유는 서서히 시작되는 통증과 외부 충격에 의한 통증을 구별할 수 있는 방법이 없기 때문이다. TMS의 성질을 생각해보면 이런 사정이 충분히 이해가 간다. 환자는 자신이 다쳤다고 생각하지만 사실 그는 다친 것이 아니다. 신체적 사건은 뇌에게 TMS가 공격할 수 있는 기회를 준 것이다.

요통에 있어서 상처의 역할을 의심하게 하는 다른 이유가 있다. 지구상의 수백만 년에 걸친 생명 진화의 결과로 얻은 가장 강력한 시스템이 바로 치료 혹은 회복의 생물학적 능력이다. 신체는 상처가 생기면 매우 빨리 저절로 치유된다. 신체의 뼈 중에서 가장 큰 대퇴골도 부러진 뼈가 다시 붙는 데는 6주일밖에 걸리지 않는다. 그리고 치료 과정 중 통증을 경험하는 시간은 아주 짧다. 따라서 2개월 전, 심지어 2년 전, 10년 전의 상처가 아직도 통증을 유발한다는 것은 논리적이지 못하다. 그럼에도 사람들은 이 '영원한 상처(과거의 사소한 신체적 사건이 지금까지도 지속적으로 통증을 유발시키고 있다는 생각)'라는 생각'을 아무런 의심 없이 철저하게 주입받아 왔다.

서서히 통증이 시작되는 환자들은 여전히 몇 년 전의 자동차 사고나 스키장에서의 사건 때문에 통증이 지속되고 있다고 생각할 것이다. 그들의 마음속에서 요통은 신체적인 것이기 때문에 통증의 주범은 당연히 허리가 입은 상처다. 통증은 신체적 원인이 반드시 있어야 하는 것이다.

그러나 이런 생각은 회복하는 데 큰 장애가 된다. 통증은 환자의 마음속에서 해결되어야 할 문제다. 그렇지 않으면 통증이 사라지지 않을 것이다. 환자들은 이제 심리적인 부분에 대해 생각해볼 필요가 있다. 그리고 TMS라는 진단이 내려지면 자신의 삶에서 심리적으로 충격을 줄 만한 사건들이 있었는지 곰곰이 되새겨보아야 한다. 그 사건들이란 전직, 결혼, 가족 중 누군가가 큰 병을 앓았거나 경제적으로 심각한 위기에 몰리는 경우 등 다양하다. 혹은 자신이 너무 양심적이고 책임감이 강하고, 완벽주의적인 성향이 있는 것은 아닌지 살펴보는 일도 필요하다. 이것이 상황을 올바른 관점에서 바라보는 첫 단추가 될 것이다. 이처럼 인간의 신체 질환 중 심리적 역할을 담당하는 것들도 있다는 사실을 알지 못하면 영원한 통증과 불구의 굴레에서 헤어나기 어렵다.

통증 시작의 유형

급성 통증

가장 흔하고도 끔찍한 TMS의 증상은 급성 통증이다. 급성 통증은 불시에 찾아오고 몹시 고통스럽다. 가장 많이 나타나는 부위는 역시 허리근육과 엉덩이근육을 포함한 허리 부위다. 이 경우 관련된 근육이 경련을 일으키게 되는데, 경련은 근육이 극도로 수축되고 긴장된 상태로서 엄청나게 고통스러운 이상 상태다. 다리나 발에 쥐가 나는 경험을 해보았을 것이다. 쥐가 나면 관련 근육을 풀어줌으로써 증상이 멎는다는 점에서 경련과 다를 뿐이다. 반면 TMS 발작으로 인한 경련은 사라지지 않는다. 좀 낫는 듯하다가도 조금만 몸을 움직이면 다시 재발한다.

3장에서도 언급하겠지만 경련과 TMS로 인한 통증의 주범은 산소 결핍 때문이다. 흔히 일어나는 다리 경련도 산소 결핍 때문일 가능성이 크다. 왜냐하면 다리 경련은 밤에 잠자는 도중 혈액 순환이 느려지거나 다리 근육에 일시적으로 산소가 적게 공급될 경우에 발생하기 때문이다. 근육이 수축되면 혈류는 곧 정상으로 되돌아온다. 하지만 TMS의 경우 자율신경이 작동되어 혈류가 계속 느린 상태로 남게 되고 근육의 이상 상태가 지속된다.

흔히 환자들은 통증이 처음 시작될 무렵 '뚝' 하는 소리를 듣는다. 따라서 "허리가 부러졌나 봐요"라고 말한다. 몸 어딘가가 부러졌다고 생각하는 것이다. 사실은 아무것도 부러지지 않았는데 몸 어딘가가 손상을 입었다고 생각하는 경향이 있다. 그 소리는 미스터리이다. 척추뼈의 관절을 바로잡을 때 나는 소리와 비슷하기도 하다. 한 가지 분명한 사실은 그 소리는 아무런 해도 끼치지 않는다는 점이다.

급성 통증이 많이 나타나는 부위는 허리지만 목, 어깨, 등, 엉덩이에서도 생길 수 있다. 통증은 내가 아는 한 가장 고통스러운 질환이지만 사실은 전혀 해롭지 않다는 점을 생각하면 참으로 아이러니하다.

급성 통증 때문에 상체가 뒤틀리는 경우도 종종 있다. 상체가 앞이나 옆으로 휠 수 있다. 이것은 매우 고통스러우나 그다지 특별한 의미를 부여할 만한 것은 아니다.

급성 통증이 지속되는 시간은 경우에 따라 다르지만 환자에게 두려움과 걱정을 끼친다는 사실은 공통적이다. 이런 상황에서 대부분의 환자들은 끔찍한 일이 자신에게 일어났고 따라서 또다시 허리를 다치게 하거나 통증을 일으킬 만한 어떠한 동작도 하지 않도록 매우 조심해야 한다고 생각하게 마련이다.

허리 통증에 이어 다리에도 통증이 생기면 더 겁을 먹게 되는데 이는 무시무시한 디스크탈출증을 떠올리게 하여 수술을 받아야 할지도 모른다고 생각하기 때문이다. 요즘같이 미디어가 발달한 시대에 디스크탈출증에 대해 들어보지 않은 사람은 별로 없을 것이다. 이야기만 들어도 걱정이 커져 통증도 더 커진다. 만약 검사 과정에서 실제로 디스크 탈출이 확인되면 걱정은 두 배, 세 배로 커진다. 그리고 다리나 발이 저리거나 따끔거리고 힘이 없어지면 장기간 통증이 지속될 수도 있다. 그러나 이러한 증상은 모두 공포심 때문에 TMS와 함께 일어난다. 디스크탈출증이 통증의 원인인 경우는 거의 없다.

통증을 줄이기 위해 환자가 할 수 있는 일은 별로 없다. 다행히도 환자가 이것은 단지 근육 경련에 불과하고 구조적으로 허리가 잘못된 것은 아니라는 점을 깨닫는다면 통증은 오래 지속되지 않는다. 그러나 이런 경우는 매우 드물다. 그래서 나는 환자들에게 침대에서 안정을 취하고 너무 걱정하지 말라고 당부한 다음 강력한 진통제를 처방한다. 그리고 나서 환자의 운동능력을 검사해보고 며칠 혹은 몇 주일 동안 움직일 수 없다고 생각할 필요는 없다는 말을 해준다. 환자가 스스로 걱정을 극복할 수 있다면 통증 지속시간은 훨씬 단축될 것이다.

서서히 시작되는 통증

TMS 통증의 절반 이상이 특별한 사건 없이 시작된다. 통증을 일으킬 만한 신체 동작이 전혀 없었던 경우도 있고 신체 동작이 있은 후 몇 시간, 혹은 며칠, 심지어 몇 주일이 지난 다음에 통증이 발생하는 경우도 있다. 자동차 충돌로 인한 골절상의 경우, 시간이 지난 다음 통증이 시작되는 경우는 매우 흔하다. 자동차 후면 충돌로 인해 목이 갑자기 뒤로 젖혀진 경우 엑스선을 촬영해도 골절이나 탈구 흔적은 없지만 시간이 지나면 목, 어깨, 허리 부분에 통증이 나타나기 시작한다. 팔이나 손에도 통증이 나타날 수 있는데 이 경우 좌골신경통과 마찬가지로 환자는 큰 걱정에 휩싸이게 된다. 목이나 어깨 통증이 등이나 허리로 번져나가는 경우도 있다. 이런 증상이 TMS라는 것을 알면 통증은 오래가지 않지만 TMS가 아니라 신체 어딘가 잘못되었다는 진단을 받으면 치료해도 증상은 사라지지 않고 몇 개월간 지속된다.

통증이 나타나는 시점

통증은 왜 어떤 때는 갑작스럽게 나타나고 또 어떤 때는 천천히 느껴지는가? 신체에 영향을 주는 사건이 아무리 통증의 주범임이 분명해보인다 할지라도 단지 방아쇠 역할에 불과하다는 점을 기억해야 한다. 통증의 원인에 대한 해답은 환자의 심리 상태에서 찾아야 한다. 돈이나 건강상의 문제와 같이 골치 아픈 이유도 있지만, 결혼을 하거나 아이가 태어나는 것처럼 즐거운 경험도 통증의 원인이 될 수 있다.

나는 운동경기 도중에 통증이 시작되는 사람들을 많이 보았다(그들은 대개 경쟁심이 강한 사람들이다). 당연히 그들은 몸 어딘가를 다쳤다고 생각한다. 하지만 증상이 TMS라는 것을 알았을 때 자신이 시합 때문에 매우 긴장한 상태였음을 인정했다. 테니스 경기와 같은 사건 자체가 아니라 시합으로 인한 걱정과 분노가 신체적인 통증을 유발한다. 중요한 것은 감정이 억압된다는 점이다. 왜냐하면 인간은 불쾌하고 고통스럽고 당황스러운 감정을 스스로 억압하는 경향이 있기 때문이다. 이처럼 억압된 감정은 TMS와 유사 증상을 일으키는 자극으로 작용한다. 걱정과 분노는 우리가 알고 싶지 않은 감정이기 때문에 잠재의식 깊숙한 곳에 묻어두고 싶어한다.

이렇게 말하는 사람이 있다. "통증이 시작되었을 때 특별한 사건은 없었어요." 그러나 일상생활의 사소한 시련과 실패에 관해 이야기하자 그가 항상 걱정을 많이 하는 사람이라는 것을 알 수 있었다. 이런 사람들은 걱정이 쌓이고 쌓여 마침내 일정 수준을 넘어서게 되면 통증이라는 증상이 나타나게 된다. 이 사실을 지적하자 환자는 자신이 일상생활에서 부딪히는 사소한 압력에 대하여 무의식적인 분노와 걱정을 많이 만들어내는, 책임감이 강하고 완벽주의 경향이 있는 사람임을 깨닫게 되었다.

통증의 지연

흔히 관찰되는 흥미로운 예도 있다. 이 경우 환자들은 집안에 누가 아프다

든가 금전적인 문제가 있는 등, 몇 주일 혹은 몇 달에 걸쳐 큰 스트레스를 받는데, 이렇게 어려울 때는 몸에 아무런 이상이 없다가 그 시기가 끝나고 1~2주일이 지나면 통증이 시작된다. 어려운 시기를 겪는 동안에는 문제 해결을 위해 자신의 역량을 모두 쏟아부었다가 그것이 끝나자 쌓였던 걱정이 자신을 위협하기 시작하고 통증이 시작되는 것이다. 위기를 겪는 동안에는 모든 정신적 에너지를 문제 해결을 위해 사용했기에 아플 시간이 없었던 것으로 해석할 수 있다.

스트레스 상황이 주는 위기감이 정신적 고통을 충분히 야기하기 때문에 신체적 통증은 필요없다는 설명도 가능하다. 통증이 환자의 주의를 분노나 걱정 같은 억압된 감정들로부터 분산시키는 기능을 하는 것이다. 어려운 시기를 겪는 동안에는 불쾌감을 충분히 맛보기 때문에 주의를 분산시킬 필요가 없게 된다. 심리적인 설명이야 어쨌건 간에 이처럼 통증을 뒤로 미루는 것은 매우 흔한 일이며, 이는 통증이 특정한 신체적 상황 때문이 아니라는 것을 증명해준다고 할 수 있다.

휴가증후군

불안을 언제 경험하는가 하는 것은 성격에 따라 다르다. 휴가 중에 통증이 시작된다고 이야기하는 사람들을 심심찮게 볼 수 있으며, 이미 통증에 시달리고 있는 경우라면 휴식을 취하는 주말에 통증이 더 심해진다고 하는 사람도 있다. 그들은 일을 떠나 휴식을 취할 때조차도 일에 대해 걱정이 많다. 그것은 지연된 반응 delayed reaction 과 흡사한데 일을 하고 있는 동안에는 그 일에 걱정을 소진시키지만, 휴식을 취할 때면 걱정이 쌓이는 것이다.

'마음을 편하게 가져라'라는 말을 종종 듣는다. 마치 마음을 편하게 하는 것이 마음대로 할 수 있는 것처럼 말이다. 약물, 명상, 바이오피드백 등 마음을 편하게 하기 위한 기법들도 무척 많다. 그러나 이런 이완의 과정을 통해 억압된 분노나 걱정이 줄어들지 않으면, 이완하려는 의도에도 불구하고 TMS나 긴장성 두통이 발생하게 된다. 일상적인 걱정들을 뒤로 제쳐두고 즐거운 일에 주의를 돌리지 못하는 사람도 있고, 일을 끝내고 좀 쉬려고 할 때마다 어김없이 통증이 시작되는 환자도 있다.

휴가증후군vacation syndrome을 앓고 있는 한 젊은 남성이 있었다. 아주 오랫동안 스트레스를 받고 있었지만 아무런 통증이 없었다. 그러다가 신혼여행 중 어느 날 밤 갑자기 악몽 같은 요통이 시작되었고 허리에 경련이 일어나기 시작했다. 그는 "허리가 완전히 고장났어요"라고 말했다. 물론 신혼여행의 스트레스와 긴장감 때문일 수도 있지만, 대단히 양심적인 성격인지라 나는 요통이 그의 직장일과 관련이 있을 것이라고 생각했다.

3개월 후 다시 보았을 때도 그는 여전히 통증에 시달리고 있었다. MRI 촬영 결과 척추뼈 하단에 디스크 탈출이 보였고 수술의 가능성도 있었다. 그러나 그는 TMS에 관한 내 책을 읽고 자신이 책에 나온 환자들의 전형적인 특징을 갖고 있다고 생각하여 나를 찾아왔다. 검사를 해본 결과 TMS가 확실했다. 사실 그의 증상은 디스크탈출증으로는 설명할 수 없는 부분이 있었다. 두 다발의 다리근육이 약해져 있었는데 이는 디스크탈출증과는 아무 관련이 없는 증상이었다. TMS에 전형적으로 나타나는 좌골신경 이상이 바로 이런 신경 사진을 만들어낼 수 있었던 것이다. 어쨌든 그는 요통의 원인이 TMS라는 것을 알고부터는 회복이 빨랐다.

힘든 결혼생활이나 자녀문제, 노부모를 모셔야 하는 부담감 때문에 걱정과 분노가 쌓이는 경우도 많다. 더 이상 참을 수 없는 결혼생활의 덫에 걸려 있지만 남편에게 의존해 있기 때문에 어떠한 행동도 취하지 못하는 여성도 있다. 직장생활은 만족스럽지만 배우자나 자녀가 문제가 되는 경우도 있다.

말썽 많은 남동생과 불협화음을 일으키며 살아야 했던 한 여성은 계속되는 통증을 호소했다. 정신 치료를 받아보았지만 통증은 계속될 뿐이었다. 어느 날 그녀는 평소에 하지 않던 행동을 했다. 동생에게 불같이 화를 내고 소리치며 집을 뛰쳐나온 것이었다. 그러자 그녀를 괴롭혔던 통증이 사라졌다. 하지만 다시 과거의 생활로 돌아가자 통증이 재발했다.

명절증후군

휴일에 스트레스를 받는 사람도 있다. 즐기고 쉬어야 할 시간이 어떤 사람들에게는 불쾌한 경험이 되고는 한다. 특히 명절을 전후해서 TMS를 일으키는 여성들이 많다. 이유는 명백하다. 명절 기간에 여성들은 음식을 준비하느라 고된 노동을 해야 한다. 그렇지만 힘들다고 내색하는 것도 쉽지 않기 때문에 여성들은 대개 자신이 얼마나 많은 분노를 만들어내고 있는지 알지 못한다. 따라서 통증이 시작되는 것에 대해 그만큼 놀라게 된다.

TMS의 진행 과정

TMS는 대개 어떤 유형으로 진행되는가? TMS에 시달리는 사람들은 시간이 경과하면서 어떤 일을 경험하는가?

조건화

TMS를 제대로 이해하기 위해서는 '조건화conditioning'라는 현상을 이해해야 한다. 좀더 최근의 용어를 사용하면 '프로그래밍programming'이라는 말이 적합하다. 인간을 포함한 모든 동물은 조건화될 수 있다. 이는 러시아의 심리학자 파블로프의 실험에서 증명되었다. 그는 실험을 통해 동물이 자동적이고 반복적인 신체 반응으로 이어지는 연관을 만들어낼 수 있다는 것을 보여주었다. 파블로프는 개들에게 먹이를 줄 때마다 벨을 울렸다. 이것을 몇 번 반복하자 밥을 주지 않아도 벨을 울릴 때마다 개들은 침을 흘렸다. 개들이 종소리에 신체적 반응을 보이도록 조건화된 것이다.

조건화의 과정은 TMS가 있는 사람이 통증을 느낄 것인지를 결정하는 데 있어 매우 중요하다. 예를 들어 허리가 아픈 사람들이 흔히 하는 불평 중 하나가 의자에 앉기만 하면 어김없이 통증이 찾아온다는 것이다. 의자에 앉는 것이 특별히 몸에 해로운 것도 아닌데 그들은 앉는 행위가 통증을 유발한다는 생각에 조건화되어 있는 것이다.

그러나 조건화는 두 가지가 함께 일어날 때 쉽게 이루어지기 때문에 TMS를 경험하는 초기에 의자에 앉아 있다가 우연히 통증이 시작되었다고 생각할 수 있다. 두뇌는 의자에 앉는 동작과 통증 사이에 연관을 형성하기 때문에 그 사람은 의자에 앉을 때마다 통증을 예상하도록 조건화된 것이다. 다시 말하면 잠재의식 속에서 통증과 의자에 앉는 동작을 연관시키기에 통증이 발생하는 것이라고 할 수 있다. 의자에 앉는 동작 자체가 허리에 좋지 않기 때문이 아니다. 이런 식으로 조건화된 반응이 정착된다.

그 외에도 다른 식으로 형성되는 조건화도 많이 있다. 의자에 앉는 동작을 예로 든 것은 요통을 겪는 사람들에게 흔히 발생하는 문제이기 때문이다. 자동차 시트도 통증의 주범이라는 혐의를 받는 대표적인 경우다. 차에 탈 때마다 통증을 예상하는 것이다.

의사에게 들었던 말들 때문에 조건화되는 경우도 종종 있다. "허리를 절대 굽히지 마세요"라는 말은 지금까지 허리를 아무리 굽혀도 통증이 발생하지 않았을지라도 그 말을 들은 후에는 어김없이 통증을 발생하게 만든다.

의자에 앉는 동작은 척추뼈 말단에 압력을 가하기 때문에 허리에 좋지 않다고 말하는 사람이 있다. 한 곳에 오래 서 있거나 물건을 들거나 옮기는 동작도 모두 허리에 안 좋다고 생각하는 경향이 있다. 그리고 이런 경향은 환자들의 마음속에서 즉각 조건화된다.

걸으면 통증이 훨씬 완화된다고 말하는 사람도 있지만, 어떤 사람은 걸으면 오히려 통증이 생긴다고 한다. 또 어떤 사람은 잠을 자다가 한밤중에 통증이 발생하여 더 이상 잠을 이루지 못하기도 한다. 하루 종일 무거운 짐을 들었는데 아무런 통증도 없다가 새벽 3시가 되자 엄청난 통증이 찾아와 아침에 일어날 때까지 지속되었다는 것이다. 그리고 그 다음부터는 매일 새벽 3시만 되면 어김없이 통증이 찾아온다고 한다. 이는 분명 조건화된 반응이다.

또 어떤 사람은 잠을 자는 동안에는 아무런 통증을 느끼지 못하다가 깨기만 하면 통증이 시작되는 사람도 있다. 이런 환자는 하루 일과가 진행될수록 통증이 점점 더 심해지는 경향이 있다.

병력과 신체검사를 기초로 했을 때 이들은 모두 TMS였지만 스스로는 TMS가 아닌 다른 이유 때문에 통증이 생긴다고 생각하고 있었다.

TMS 치료 프로그램을 받고 나서 몇 주일이 지나면 통증이 사라진다는 사실은 이런 통증 반응들이 모두 조건화된 결과라는 사실을 뒷받침하는 증거다. 통증이 신체 구조로 인한 것이라면 주로 강의 세미나로 이루어진 내 치료를 받고 나서 통증이 사라질 이유가 없기 때문이다. 이는 교육을 통해 통증에 대한 조건화가 해체되는 것이라고밖에는 생각할 수 없다.

TMS에 있어서 조건화는 매우 중요하다. 왜냐하면 조건화는 환자가 이해하지 못하는 많은 통증 반응들을 설명해주기 때문이다. 만약 "나는 아주 가벼운 물건은 들 수 있지만 2킬로그램이 넘는 물건을 들려고 하면 어김없이 통증이 찾아와요"라고 말하는 사람이 있다면 그의 통증은 신체 구조적 원인에 의해서는 설명할 수 없다.

또 이런 경우도 있다. 손바닥이 땅에 닿을 정도로 허리를 굽혀도 아무런 통증을 느끼지 못하는 한 여성은 신발을 신으려고 몸을 굽힐 때마다 통증을 호소한다.

이런 조건화된 반응들은 대부분 통증과 함께 생기는 공포심에서 비롯된다. 통증 중에서도 특히 요통이 공포심을 쉽게 불러일으킨다. 환자들은 허리는 쉽게 상처받는 연약한 부위라고 들어왔기 때문에 조깅이나 수영 등 다소 격렬한 운동을 하거나 청소하려고 하면 허리가 아프기 시작한다. 활동과 통증을 연관시키는 법을 학습한 것이다. 활동을 하면 통증을 예상하기 때문에 실제로 통증이 시작된다. 이것이 바로 조건화다.

통증을 불러오는 특정 자세나 동작 그 자체는 중요하지 않다. 알아야 할 것은 특정 자세나 동작이 TMS의 일부로서 환자 마음속에 프로그래밍되었다는 사실이다. 따라서 그것은 신체적인 것이 아닌 심리적인 중요성을 갖는 것으로 이해해야 한다.

흔히 나타나는 TMS의 유형

가장 흔한 TMS의 유형은 앞서 말한 종류의 통증이 갑자기 혹은 반복적으로 나타나는 것이다. 급성 통증은 대개 며칠이면 저절로 사라지지만 몇 주일 혹은 몇 개월간 계속되는 경우도 있다. 이럴 때는 침대에서 안정을 취하거나 진통제, 항염제를 투여하는 것이 전통적인 치료법이었다. 병원에 입원하는 경우 흔히 신체 견인traction을 사용하는데 이것은 척추뼈의 간격을 벌리기보다는 환자의 몸을 고정시키려고 하는 것이다. 왜냐하면 견인에 사용되는 힘으로는 실제로 척추뼈의 간격을 넓힐 수 없기 때문이다.

급성 통증에 대해 나는 환자들에게 어떻게 하라는 처방을 내리지 않는다. 급성 통증이 재발하지 않는다는 확신을 심어주는 것이 TMS 치료 프로그램의 목적이다. 급성 통증은 본질적으로 가만히 기다리면 낫는다. 강력한 진통제를 처방하는 경우는 있지만 항염제를 처방하지는 않는데, 그 이유는 실제로 염증이 없기 때문이다.

아이러니한 것은 급성 통증은 대개 의사의 진찰을 받지 않아도 저절로 사라지는 경우가 많다는 점이다. 그러나 아주 가끔씩 신체적으로 심각한 질병이 있을 수 있으므로 의사와 상담하는 것이 현명하다. 종양과 같은 심각한 질병이 아니라면 급성 통증에 대해서는 대부분 척추 구조의 이상이라는 진단이 내려진다. 퇴행성척추질환, 디스크탈출증, 관절염, 척추관협착증,

추간관절증후군 같은 무시무시한 진단에다 침대에서 안정을 취하지 않을 때 생길 수 있는 무서운 경고, 그리고 조깅이나 볼링, 테니스를 치지 말고 청소기를 사용하면 안 된다는 충고 등은 모두 통증을 증가시키고 지속시키는 데 일조하게 된다.

그러나 인간의 정신은 불굴의 의지가 있어 통증이 사라지더라도 통증에 따른 상처는 영원히 남는다. 신체의 상처가 아닌 마음의 상처가 남게 된다. 매우 용감한 몇몇 사람을 제외하고 그런 통증의 발작을 경험한 대부분의 사람들은 다시는 편한 마음으로 활동적인 신체 동작을 하지 못한다. 통증 경험에 의해 신경이 예민해졌고 스스로가 예전과 같지 않다고 생각하게 되는 것이다. 통증이 재발할까봐 불안해하고 그 때문에 통증은 반드시 찾아오고 만다. 6개월이 되었든 1년이 되었든 이런 예언은 반드시 실현되고 그 끔찍한 통증이 다시 찾아온다. 그럴 경우 환자는 예전과 마찬가지로 신체 어딘가가 잘못되었기 때문이라고 생각한다. 이번에는 허리뿐 아니라 다리에도 통증을 느낀다. MRI나 CT촬영 결과 디스크탈출증이 확인되면 수술을 해야 한다는 얘기도 나온다. 그러면 환자는 더 불안해지고 통증은 예전보다 더 심해진다.

이런 식으로 급성 통증이 재발하는 경우는 매우 흔하다. 시간이 흐르면서 통증은 더 자주 일어나고 그 정도도 심해지고 지속시간도 길어진다. 매번 통증이 일어날 때마다 공포심은 더 커지고 신체 활동도 위축된다. 시간이 흐르면서 사실상 불구가 되어버리는 환자도 있다.

신체 활동이 위축되고 그에 대해 공포심을 느끼는 것은 통증증후군과 관련하여 가장 좋지 않은 현상이다. 통증이 사라지더라도 신체 활동의 위축과 공포심은 계속 남아 직장, 가정, 여가시간 등 환자의 삶 전체에 심각한 영향을 미친다. 실제로 TMS 환자 중에는 양 다리가 마비된 환자보다 더 불구로 생활하는 사람도 있다. 양 다리가 마비된 사람도 휠체어에 앉아 있다는 사실만 제외하면 매일 직장에 나가고 가족을 부양하며 어느 모로 보나 정상적인 생활을 할 수 있다. 그러나 심각한 TMS 환자는 통증 때문에 하루 종일 침대에 누워 있어야 한다.

이렇게 통증이 반복되다 보면 만성으로 발전하게 된다. 미약하지만 항상 통증을 느끼기 시작하고 조건화된 여러 동작과 자세 때문에 통증이 더 심해지기도 한다. "왼쪽 다리를 바닥에 붙이고 누울 수는 있지만 오른쪽 다리는 바닥에 붙일 수 없어요. 통증이 너무 심하거든요." "나만의 방석이 없으면 아무 데도 갈 수 없어요." "복대나 목지지대가 있어야 해요. 그렇지 않으면 통증 때문에 견딜 수 없어요." "의자에 5분 이상 앉아 있으면 통증이 심해져요." "바닥이 딱딱하고 등받이가 곧은 의자에만 앉을 수 있어요." 하고 말한다. 어떤 이들에게 통증은 삶의 주된 관심사가 돼버린다. 통증은 그들이 아침에 잠에서 깨어나 제일 먼저 깨닫는 것이며 밤에 잠자리에 들면서 제일 마지막에 생각하는 것이다. 한마디로 완전히 통증에 사로잡힌 삶이다.

TMS가 나타나는 방식은 매우 다양하다. 하루 종일 미약한 통증을 경험하면서도 신체 활동을 하는 데 극도로 제약받는 사람이 있고, 급성 통증이 간간이 있지만 그 사이에는 거의 신체 활동에 제약을 받지 않는 사람도 있다.

TMS 환자의 실례

내가 이야기하는 것은 주로 허리와 다리 부위에 나타나는 TMS 유형이다.

그러나 목, 어깨, 팔에 나타나는 심한 통증도 TMS인 경우가 있다. 목, 어깨, 팔의 통증 역시 신체 활동을 심각하게 제약하기는 마찬가지다. 여기 전형적인 예가 있다.

중년의 한 남성은 나를 찾아오기 3년 전부터 목과 어깨 부위에 통증을 느꼈고 손이 저리고 따끔거리는 증상이 있었다. 그가 나를 찾아오게 된 것은 8개월 전 왼쪽 팔에 통증을 느끼고 나서였다. 그는 신경과 의사를 찾아가 검사를 받았고 목디스크라는 진단을 받았다. 즉시 수술을 받을 것인가 말 것인가를 놓고 실랑이가 있었다. 그도 그럴 것이 통증은 팔에서부터 목, 등, 허리로 퍼져나갔기에 수술을 받지 않으면 신체 일부가 마비될 수도 있다는 말을 들었던 것이다. 좋아하는 스키나 테니스도 할 수 없다는 사실에 그는 절망했다.

내가 검사해본 결과 그는 TMS였고 신경 이상은 없었다. 다행히도 세 번째 신경과 의사는 그의 통증이 신경 이상 때문이 아니라는 결론을 내렸고 그는 편한 마음으로 TMS 진단을 받아들일 수 있었다. TMS 치료 프로그램을 받고 나서 몇 주일이 지나자 통증이 사라졌고 건강을 회복할 수 있었다. 통증이 재발하지도 않았다.

무릎이 문제되는 경우도 있다. 격렬한 신체 활동을 하는 사람에게 무릎 통증은 매우 귀찮은 존재다. 나 역시 무릎 통증으로 고생한 적이 있기 때문에 얼마나 무섭고 불편한지 잘 안다. 이처럼 TMS는 팔과 다리의 힘줄과 인대, 목, 어깨, 등, 허리, 엉덩이의 모든 근육과 신경에 나타날 수 있다.

각각의 경우에 각 신체 부위의 구조를 명확히 밝혀야 하겠지만, 이것은 환자와 상담할 때 그다지 중요하지 않다. 환자와 상담하는 것은 환자의 삶을 향해 떠나는 여정이다. 신체의 어느 부위가 TMS와 연관되어 있는지 파악한 후에는 그 정보를 제쳐두어야 한다. 근육이나 신경, 인대 등에 직접 어떤 작업을 하려는 것이 아니기 때문이다. 통증을 일으키는 데 어떤 역할을 했을 것으로 짐작되는 환자의 정서적 측면을 고려해야 한다.

통증 때문에 나를 찾아온 한 남성은 젊은 시절 충분한 돈을 모아 이른 나이에 퇴직이 가능했다. 그의 통증은 퇴직 직후 시작되었다. 이야기를 나누다가 그는 퇴직 후 골치 아픈 가족문제, 친척 손에 넘겨준 사업문제로 스트레스를 받고 있다는 것을 알게 되었다. 퇴직을 하고보니 이제까지 자신이 무엇을 위해 살아왔던가 하는 회의를 느꼈고 죽음에 대해 처음으로 진지하게 생각하게 된 것이다. 의식적으로든 무의식적으로든 이런 문제에 대한 고민 때문에 불안과 분노가 증가하게 되자 TMS가 발생했다. 병원에서는 노화된 척추뼈 때문이라고 진단했고 치료는 당연히 실패로 돌아갔다. 그는 TMS였던 것이다. 척추뼈가 문제가 아니라 그의 삶 자체가 문제였던 것이다.

정리

요약하면 TMS는 자세근 혹은 근육 주위의 신경, 그리고 팔과 다리의 힘줄과 인대에 나타난다. 환자는 관련된 신체 부위에서 통증을 느끼는데 바늘로 콕콕 찌르는 듯하고 무력감을 동반하기도 한다. 통증의 유형이나 발생 부위는 다양하다. 가벼운 불편함에서 완전히 몸을 움직일 수 없을 정도의 통증에 이르기까지 천차만별이다. 재발성 통증, 재발과 신체 동작에 대한 두려움, 성공적인 치료법을 찾지 못하는 것 등이 TMS의 전형적인 특징이다.

통증이나 저림, 쑤심, 무력감 등은 몸 어딘가가 잘못되었다고 생각하도록 하는 두뇌의 조작이다. '몸 어딘가가 잘못되었다'는 것은 신체의 상처나 노쇠함, 신체가 제 기능을 할 수 없다거나 퇴화되고 있다는 것을 뜻한다. 통증이 신체 이상과 관련되어 있다는 생각을 더 강화하기라도 하듯이 통증은 신체 동작을 하는 동안 시작되기도 한다. 그리고 그 신체 동작은 격렬한 것일수록 더 좋다. 상황이 이렇다면 환자는 몸의 일부가 상처를 입었거나 어딘가 정렬이 바르지 못하다고 생각할 수밖에 없다. "허리가 완전히 나가버렸어요!"라는 말은 바로 그런 상황을 표현한다.

 TMS는 의자에 앉는 것, 한 자리에 서 있는 것, 허리를 굽히거나 물건을 들어올리는 것 등 매우 간단한 동작들을 두려워하도록 조건화시켜 신체불구설을 강화하는 데 중요한 역할을 한다.

 활동에 대한 두려움과 그로 인한 일상생활의 장애가 목표로 삼는 것은 환자가 자신의 몸에 완전히 집중하도록 하는 것이다. 다음 장에서 다루겠지만 이것이 바로 TMS의 목적이다. 즉 바람직하지 못한 감정을 회피하기 위해 자신의 몸으로 주의를 돌리는 것이다. 당황스러운 감정을 회피하는 데 따르는 대가치고는 너무 가혹하다고 생각될 수도 있지만 마음의 내부 메커니즘은 아직도 밝혀지지 않았으며, 당황스럽고 고통스러운 감정에 대해 마음은 적극적으로 회피하려는 성향이 있다고 추정할 뿐이다.

통증의 심리학 2

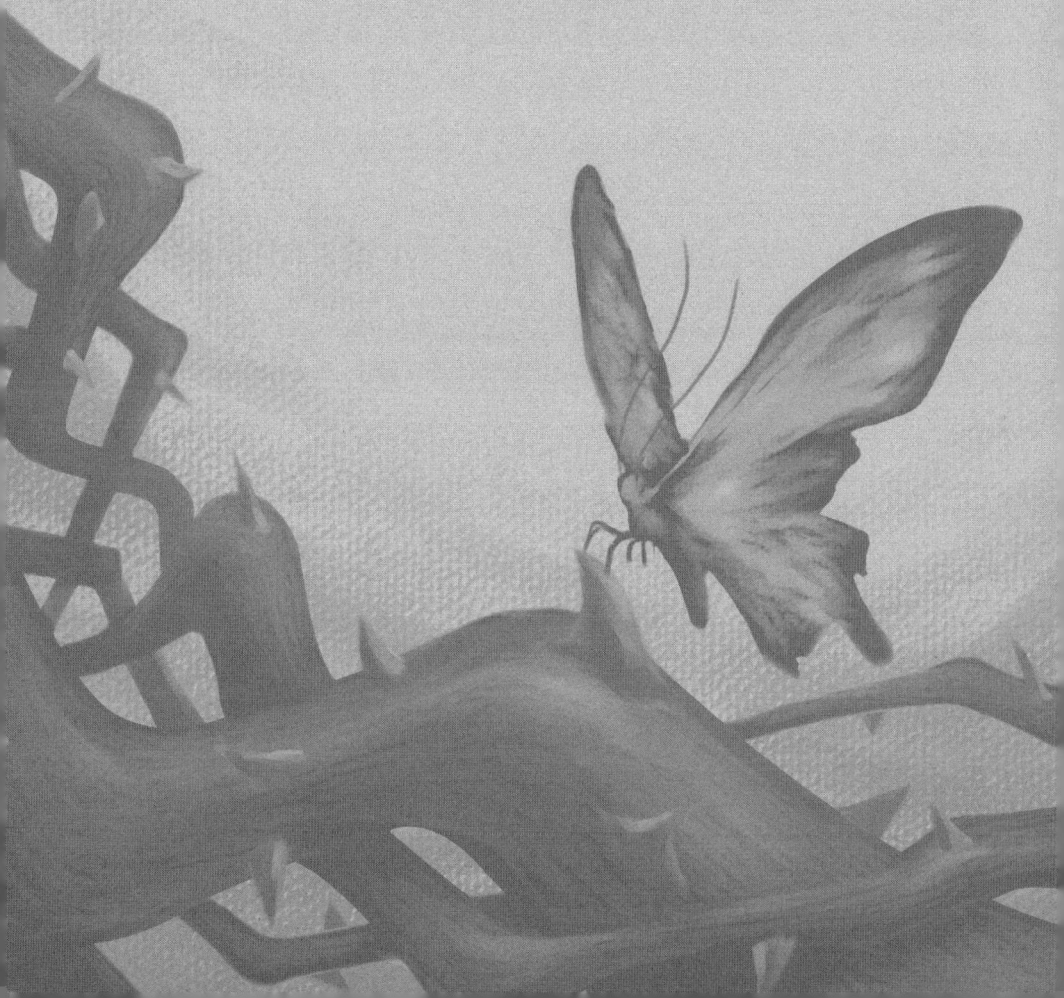

목이나 어깨, 등, 허리, 엉덩이 통증은 기계적인 수단으로 치유될 수 있는 문제가 아니다. 이것은 사람의 정서, 인격, 인생의 성공과 실패 등 심리적인 현상과 관련이 있다. 그렇다면 통증에 대한 지금까지의 접근법은 잘못되었다고 할 수 있다. 몸이라는 기계를 작동시키는 마음에 진짜 문제가 있는데도 전통 의학에서는 통증을 몸이라는 기계에 초점을 맞추어 진단을 내렸다. 심리적인 현상이 어떻게 신체 통증을 일으킬 수 있는지 설명하기 전에 몇 가지 용어를 정확하게 이해하고 넘어가자.

긴장

긴장이라는 말은 널리 쓰이지만 사람에 따라 다른 의미로 해석된다. 나는 논문과 책에서 통증을 TMS라고 표현했다. 이 책에서 긴장이라는 단어는 무의식에서 생겨나 상당 부분 그곳에 머물러 있는 감정들을 지칭한다. 이 감정들은 마음 각 요소들 간의, 그리고 마음과 외부세계와의 복잡한 상호작용의 결과다. 그들 중에는 불쾌하고 고통스럽고 당황스러운 감정도 많다. 어떤 면에서 우리 자신과 사회가 받아들이기 어려운 것들도 있다. 그래서 우리는 그것들을 억압하는데, 불안, 분노, 열등감 등이 이에 속한다. 마음은 우리가 이런 감정을 경험하기를 원하지 않고 또 외부세계가 그것을 알아보는 것을 달가워하지 않기 때문에 그것들을 억압한다. 의식적인 선택이 가능하다면 우리는 나쁜 감정들을 어떻게든 처리하려고 할 것이다. 하지만 인간의 마음은 그런 부정적인 감정들을 즉시 억압하게 되어 있다.

이 책에서 긴장이라는 단어는 억압되고 인정할 수 없는 감정들을 지칭한다.

스트레스

스트레스는 흔히 긴장과 혼동되기도 하는데 정서적으로 부정적인 것들을 모두 스트레스라고 한다. 나는 사람의 마음을 어떤 식으로든 시험하고 조이고 압박을 가하는 모든 요소, 영향, 상황을 스트레스라 부르려고 한다. 인간은 신체적으로나 정서적으로 스트레스를 받는다. 과도한 온기나 냉기는 신체적 스트레스 요인이고 짜증나는 회사일이나 가정문제 등은 정서적 스트레스 요인이다. TMS에 동반되는 스트레스는 부정적인 감정을 억압하는 결과로 나타난다.

　스트레스가 신체에 어떤 영향을 미치는가에 관해서는 20세기 의학에 크게 공헌한 한스 셀리에의 연구를 참조해보자. 그는 '신체에 관련된 모든 요구에 대한 신체의 불특정한 반응'을 생물학적 스트레스라고 정의내렸다.

　스트레스는 한 개인의 외부적인 것도 내부적인 것도 될 수 있다. 외부 스트레스에는 직장, 돈, 질병, 전직, 이사, 자녀문제, 노부모문제 등이 있다. 그러나 긴장을 일으키는 데 있어서는 내부 스트레스가 더 중요하다. 내부 스트레스에는 양심, 완벽주의, 남보다 뛰어나려는 생각 등이 있다. 사람들은 흔히 일 때문에 스트레스를 받고 그로 인해 긴장이 생긴다고 말한다. 그러나 만약 일을 하는 데 있어 양심적이지 않다거나 성공하기 위해 그다지 많이 애쓰지 않는다면 긴장은 생기지 않을 것이다. 쉽게 긴장하는 사람은 대단히 경쟁적이고 남보다 뛰어나려는 의지가 강하다. 그들은 대개 자신에 대해 타인의 평가보다 훨씬 비판적이다.

　이런 성격을 가진 주부도 직장인과 마찬가지로 스스로에게 스트레스를 준다. 일이 아닌 가족에 초점을 둔다는 점이 다를 뿐이다. 주부는 아이들, 남편, 부모에 대해 걱정한다. 가족 구성원 모두에게 자신이 해줄 수 있는 최선의 것을 해주려고 하며, 그것을 위해서 모든 능력을 동원한다. 모든 사람이 자신을 좋아해야 하고, 한 명이라도 자신에게 언짢은 기색을 보이면 당황해한다. 남을 기쁘게 해주려는 이런 강박관념은 여성에게만 나타나는 것은 아니다. 최근 한 중년 남성도 이런 감정을 경험했다고 고백했다.

　이제 스트레스는 소위 말하는 정서 구조의 핵을 넘어 일상생활의 긴장과, 더 중요하게는 한 인간의 성격이 결합된 개념으로 발전한다. 그리고 스트레스는 억압된, 받아들일 수 없는 감정, 즉 긴장으로 발전한다. 이제 인간의 성격에 대해 좀더 자세히 살펴보자.

의식

당신이 알고 있는 당신의 성격은 의식적인 마음이다. 그것은 스스로 느낄 수 있는 감정 영역으로서 때로는 슬퍼하고 때로는 기뻐하며 활력을 느끼다가도 우울해하기도 한다. 당신 스스로가 양심적이며 열심히 일하고, 걱정이 많고 다소 강박적이며 완벽주의라는 것을 안다. 가끔 화를 내기도 하고 자기주장을 내세워야 할 때도 있음을 알고 있다. 어떤 남자는 남자로서 강한 우월의식을 갖고 있고 심지어 그것을 자랑스러워하기도 한다. 이 모든 것이 합해져서 의식적인 당신을 구성하며 그것으로 인해 삶에서 행동이 결정되는 것 같다. 그러나 정말 그럴까? 성격은 종종 우리가 모르는 내적인 동인動因이 겉으로 드러난 것일 수도 있다. 그렇기 때문에 잠재의식을 살펴보는 것이 중요해진다.

TMS를 겪는 많은 사람들은 자신이 양심적이라는 사실을 인정했다. 그들은 종종 스스로를 'A형 성격'이라고 말하는데, A형 성격이란 마이어 프리드만과 레이 로젠만 박사가 저서 《A형 행동과 심장질환Type A Behavior and Your Heart》에서 관상동맥질환에 걸릴 가능성이 높은 사람들을 지칭한 말이다. 그들이 말하는 A형 성격은 일에 대해 강박적일 정도로 강한 추진력을 가진 사람을 말한다. 이런 사람들은 하루에 18시간을 일하고도 피곤함을 느끼지 않는 부류다.

그러나 A형 성격이 TMS에 잘 걸리는 사람들의 특성은 아니다. TMS 환자들은 일에 욕심이 많기는 하지만 자신의 한계를 알고 있고 정서적 문제를 어느 정도 인식하고 있다. 진짜 A형 성격은 자신의 감정 영역과 전혀 접촉하지 않으며 마치 감정이나 약함의 징표라도 되는 듯 자신의 감정을 부정한다.

TMS 환자와 A형 성격이 다르다는 것은 TMS 환자가 관상동맥질환에 걸리는 경우는 매우 드물다는 사실에서도 알 수 있다. 물론 관상동맥질환이 전혀 없는 것은 아니다. 그러나 위장병, 대장염, 건초열, 긴장성 두통, 편두통, 여드름, 두드러기, 그리고 그 밖에 긴장과 관련된 증상을 보이는 환자 수와 비교해볼 때 무척 미미하다. 위장병에서 두드러기에 이르는 다양한 질환은 TMS 증상이며, TMS 환자는 A형 성격만큼 강한 강박관념을 가지고 있지는 않다.

그러나 우리가 의식하는 성격은 정서 구조의 아주 일부만을 나타내고 있으며, 무의식적인 부분이 더 중요한 역할을 담당한다.

무의식

무의식unconscious이라는 말은 잠을 잘 때나 뇌가 손상을 입었을 때의 의식 없는 상태를 지칭하는 데 일반적으로 쓰이고 있다. 그러나 심리학에서 말하는 무의식이란 우리가 인식하지 못하는 일체의 감정 활동을 말한다. 잠재의식subconscious이라는 말이 더 쉽게 느껴질 수도 있는데, 그것은 우리 인식의 표면 아래에 있는 감정에 대해 이야기할 때 이 단어를 사용하기 때문이다.

무의식은 논리적이지 않고 바람직하지 못하며 어떨 때는 아주 끔찍한 온갖 감정들이 숨어 있는 비밀스럽고 신비스러운 곳이다. 우리는 꿈을 통해 그곳을 조금이나마 엿볼 수 있다. 어떤 사람은 매일 밤 잠을 잘 때 조용하고 안전하게 비정상이 된다. 왜냐하면 꿈을 꿀 때가 유치하고 원시적이며 과격한 행동이 의식의 눈치를 보지 않고 마음대로 자신을 드러낼 수 있는 때이기 때문이다. 무의식은 모든 감정들이 모여 있는 창고와 같은 곳이다. 그 감정이 사회적으로나 개인적으로 용납되는지는 문제가 되지 않는다. 무의식에 관해서 아는 것은 매우 중요한데, 무의식에서 일어나는 일이 깨어 있는 동안 인간의 행동을 결정하는 성격적 특성을 설명해주기 때문이다. 그리고 무의식은 TMS와 관련 질병이 발원하는 곳이기도 하다.

감정적인 활동의 대부분이 무의식 차원에서 일어난다는 사실은 매우 흥미롭다. 인간의 마음은 거대한 빙산과 같아서 우리가 알고 있는 의식은 전체 중 극히 일부에 불과하다. 글 쓰고 말하고 생각하고 기억하는 인간의 모든 복잡한 활동이 진행되는 곳은 바로 무의식이다. 사물을 인식하고 얼굴을 알아보고 우리가 당연시하는 수많은 정신작용들은 우리가 알지 못하는 뇌의 작용 덕택이다.

대부분의 정서적 반응은 무의식에서 일어난다. 억압된 정서는 무의식 속에 남게 되는데 TMS를 촉발시키는 것도 바로 이런 억압된 정서이다. TMS는 무의식 속에서 진행되는 과정의 결과인 것이다.

여기서 프로이트가 오래전에 했던 것처럼 다음 두 가지를 구별해야 한다. 즉 기억과 같이 노력을 통해 의식으로 불러낼 수 있는 것들과 노력을 통해서 의식으로 불러낼 수 없는 무의식의 것들을 구별해야 하는 것이다. 프로이트는 전자를 전의식preconscious이라고 불렀다. 후자에 관해서는 그것이 존재한다는 것을 알 수 없다.

TMS가 어떻게, 왜 발생하는가를 더 잘 이해하기 위해서는 무의식에서 일어나는 정서적 과정을 몇 가지 살펴볼 필요가 있다.

열등감

내면 깊은 곳에 열등감을 갖고 있는 사람이 매우 많다. 여기에는 어린 시절의 성장 과정과 관련된 문화적인 이유가 크게 자리잡고 있다. 이런 열등감은 내면 깊숙이 숨겨져 있어 행동을 통해 밖으로 표출된다. 인간은 나쁜 감정에 대해서는 과도하게 반응하는 경향이 있어서 자신이 약하다고 느끼면 강한 행동을 통해 이를 보상하려고 한다. 이를 잘 보여주는 사례가 있다. 몇 년 전 자칭 터프가이 한 사람이 심한 허리 통증으로 찾아왔는데 그는 끊임없이 격투기 실력이나 돈과 여자 자랑을 하는 성격이었다. 하지만 진찰실에서는 심한 허리 통증에 대해 어찌할 바를 모르겠다고 고백했다. 정서적으로 볼 때 그는 세상을 향해 자신이 강한 남자임을 보여주기 위해 안간힘을 쓰는 어린아이에 불과했던 것이다.

인간이 대부분 가지고 있는 성공하려는 경향, 남보다 앞서려는 성격은 마음속 깊은 곳에 자리 잡은 열등감의 표출이다. 그 원인이 무엇이든 간에 최고의 부모, 최고의 학생, 최고의 직원과 같은 이상적인 역할에 자신을 맞추려고 하는 사람들에게 TMS가 잘 나타난다.

거의 강박적일 정도로 열심히 일해서 성공한 사업가가 있다. 가정도 훌륭하게 부양하고 있는 그는 가장으로서 자신의 역할에 자부심을 갖고 있었지만 한편으로는 심한 부담감에 시달리고 있었다. 결혼 이후 계속 요통에 시달리고 있었으나 어떤 치료법도 효과가 없었다. 심리적 긴장 때문에 나타나는 통증이라는 것을 인정했지만 이제까지의 생활습관을 완전히 바꿀 수는 없었다. 이러한 환자에게는 정신 치료가 필요하다. 그는 자신이 정신 치료를 받기에는 나이가 많다고 생각했지만 치료를 통해 자신의 허리에는 구조적으로 아무런 이상이 없다는 확신을 얻을 수 있었다.

또다른 예를 들어보자. 가게를 열기 바로 직전에 첫 아기가 태어난 젊은 아빠는 가게와 자녀 부양이라는 두 가지 책임으로 인해 심한 요통이 생겼고 TMS 증상을 보였다. 그러나 요통의 원인이 정신적 긴장 때문이라는 사실을 깨닫자 통증은 바로 사라졌다. 뒤에서 살펴보겠지만 TMS로부터 탈출하는 열쇠는 통증에 대해 '아는' 것이다.

두 사람의 공통점은 책임감이 강하고 일과 가정 모두 성공해야 한다는 강한 압박감을 느끼고 있으며 자신에게 매우 엄격한 사람들이라는 점이다. TMS를 겪는 사람들은 대부분 경쟁적이며 성공 지향적인 사람들이다. 오늘날처럼 경쟁이 심한 사회에서 성공은 얼마나 남들을 이기느냐에 달려 있다. 경쟁 지향적인 사람들은 자신에게 과도한 부담감을 지우는 데 익숙해 있고 따라서 자신이 항상 부족하다고 생각한다.

이런 완벽주의는 다양한 상황에서 드러난다. 내가 아는 한 젊은이는 어릴 때 농장에서 자랐는데, 내 첫 책을 읽고 나서 건초더미를 쌓을 때가 되면 항상 완벽한 모양으로 쌓으려는 자신의 성향이 바로 내가 책에서 말한 완벽주의라는 것을 깨닫게 됐다고 한다.

그렇다면 왜 열심히 일하고 양심적이며 완벽주의 경향이 있는 사람들이 TMS를 일으키는 걸까? 이들의 성격 특성과 통증 사이에 어떤 관계가 있는 것일까? 이를 이해하기 위해 불안에 대해 살펴볼 필요가 있다.

불안

전문가 입장에서는 심리학이나 정신의학을 공부하지 않은 내가 통증과 관련하여 내놓은 개념과 설명이 거칠게 보일 수도 있다. 그러나 이 책은 일반 대중을 위한 것으로, 전문 용어나 복잡한 개념이 들어가지 않는 것이 오히려 미덕일 수 있다. 심리학이나 정신의학에 대해 따로 수련을 받은 적은 없지만 통증의 특성과 원인에 대한 나의 관찰은 분명 심리학 전문가도 진지하게 생각해봐야 할 것이라고 생각한다. 여기서 우리는 정신적·감정적인 것과 육체적인 것 사이에 놓여 있는 미지의 영역을 탐험하고 있는 것이다. 이 둘 사이에는 강력하면서도 중요한 연결고리가 있지만 불행히도 현대 의학은 이에 대한 연구를 꺼린다. 그 이유에 대해서는 7장에서 언급할 것이다. TMS에 대한 내 진단과 처방이 몸과 마음이 만나는 이 신비한 영역에서 일어나는 일에 대해 약간의 빛을 던져줄 것이다.

TMS에 대해 경험한 초창기부터 대부분의 환자가 앞에서 말한 성격 특성을 가지고 있었다. 그런 특성이 없다고 말한 사람들도 자신의 그런 성격을 외면할 뿐, 존재 자체는 부정하지 못했다.

이런 성격적인 특성들에 대한 자료를 토대로 하여 TMS의 원인이 불안이라는 것을 추론하기는 어렵지 않았다. 왜냐하면 불안이 심한 사람들은 일이 어떻게 되어가는가에 대해 걱정을 많이 하기 때문이다. 불안은 공포심과 관련이 있으며, 인간으로서 느끼는 지극히 당연한 감정이다. 그러나 공포심보다 훨씬 더 섬세한 감정인데, 동물들이 갖지 못한 인간의 '예측하는 능력'에 그 뿌리를 두고 있기 때문이다.

위험을 인지하면 불안해지고 그 인지가 비논리적인 것이 아니면 불안도 자연스러운 감정이다. 그러나 유난히 불안해하는 사람은 위험이 없는 상황에서도 위험하다고 생각한다. 이것은 인간이라는 동물이 가진 본능이다. 그러나 인간은 이러한 불안을 잘 인식하지 못하는데, 그것은 불안이 대부분 무의식의 산물이며 억압이라는 기제를 통해 무의식 속에 안전하게 보관되기 때문이다. 이런 감정들은 불쾌하고 당황스럽고 때로 고통스럽다. 따라서 그것들을 의식하지 않으려 하고 그것이 바로 억압이라는 기제가 작동하게 되는 이유다. 다시 한번 말하지만 TMS의 목적은 억압이 좀더 잘 작동하도록 하는 것이다.

나르시시즘

앞에서 열등감에 대해 이야기했는데 열등감 못지않게 인간 깊숙이 뿌리 박혀 있는 감정이 나르시시즘이라고 불리는 자기연민이다. 나르시시즘이란 지나칠 정도로 자신을 사랑하는, 즉 자기 중심적인 성향을 말한다. 미국 사회의 발전 양상을 살펴보면 '우리'보다는 '나'를 더 중요시하는 사람들을 양산해왔다고 할 수 있다. 그러나 인디언들의 언어에는 '나'라는 단어가 없다. 그들은 강한 공동체의식을 갖고 있으며 개인보다 더 큰 무엇인가에 대한 소속의식이 강하다.

이와 대조적으로 현대 미국인들은 개인주의를 신봉하며 무엇이든 혼자 힘으로 해내는 사람을 숭배하는 성향이 있다. 그러나 이런 성향 이면에는 너무 자신에게 매몰되어 자칫 탐욕으로 발전하는 경우도 있다. 기업체나 정부의 유명인사가 저지른 부정에 대해 우리는 충격을 받지만 이것이 오늘날 만연한 자기애적 성향의 연장이라고 생각하면 그리 놀랄 일도 아닌 것이다.

분노

나르시시즘은 누구에게나 어느 정도는 존재한다. 그러나 자기애가 너무 강하면 문제가 되는데 왜냐하면 자기애가 강하다는 것은 자기에게 정당한 대접을 해주지 않는다고 생각되는 사람들과 접촉하면서 쉽게 상처받는다는 것을 의미하기 때문이다. 그 결과 분노가 생겨나는데, 자기애가 강한 사람은 언제나 분노를 일으키면서도 정작 본인은 그 사실을 알지 못한다. 왜냐하면 분노가 무의식 속에 억압되어 있기 때문이다.

여기에서 한 가지 역설이 존재한다. 한편으로는 열등감을 느끼면서도 다른 한편으로는 강한 자기애를 갖고 있기 때문에 정서적으로 마치 폭군처럼 행동하는 것이다. 그것은 우리가 익히 들어온 거지와 왕자 이야기를 연상시킨다. 거지와 왕자 그 둘은 실은 한 사람이다. 열등감과 자기애 이 두 가지 상반된 감정은 동전의 양면과 같아 아주 이상한 듯 보이지만 실은 함께 존재할 수 있다.

인간의 마음은 대개 비슷하다. 서로 모순되는 감정과 성향들이 보관된 창고와 같다. 그리고 그 모순되는 감정과 성향은 대부분 우리가 전혀 인식하지 못하는 것들이다.

분노가 생겨나는 이유는 또 있다. 걱정되는 일이 생기면(우리는 이것을 걱정이라고 인식하지 못한다) 이에 대해 연쇄적으로 화를 내게 된다. 일이 잘되기를 바라고(이것이 걱정하는 것이다) 어떻게든 잘해보려고 하지만 골치 아픈 일에 대해 사실은 분노를 만들고 있는 것이다.

분노와 불안은 대개 일과 관련되어 나타나는 경우가 많지만 인간관계도 이와 같은 억압된 감정들을 많이 만들어낼 수 있다. 가족간의 문제는 워낙 미묘해서 종종 잘 드러나지 않지만 심각한 문제가 되기도 한다.

고아원에서 자란 40대 후반의 여성이 있다. 그녀는 학교 교육을 제대로 받지 못한 채 일찍 결혼했다. 그리고 결혼 후에는 오직 가정만 돌보아왔다. 그녀는 똑똑했고 능력과 열정도 있었기 때문에 가정을 무척 훌륭하게 꾸려왔다. 그러던 중 갑자기 어릴 때 학교를 다니지 못해 읽고 쓰는 법을 배우지 못했다는 사실과 자동차 운전을 하지 못한다는 것, 그리고 가정에 너무 얽매여 있어 소중한 경험들을 놓쳐버릴 수밖에 없었다는 사실에 대해 화가 나기 시작했다. 그녀는 자신이 이처럼 화를 내고 있다는 사실을 그동안 전혀 알지 못했고 그 결과 오랫동안 허리 통증으로 고생해야 했다. 심지어 수술까지 받았지만 성공하지 못했다. 나를 찾아왔을 때는 통증이 심해 이미 정상적인 활동이 거의 불가능한 상태였다. 그러나 TMS 치료 프로그램과 정신 치료를 통해 그동안 억눌러 왔던 분노에 대해 인식하게 되자 통증도 서서히 사라져갔다.

치료 과정에서 그녀는 심리적으로 상처를 전혀 받지 않은 것은 아니다. 다른 무엇보다 가족과 친구로부터 외면당한다는 두려움과 그동안 익숙해진 태도 때문에 힘들어했다. 그러나 통증의 무기력한 희생자가 되는 것보다는 훨씬 나은 선택이었다.

　분노는 부모나 배우자 혹은 자녀와 같이 가까운 이들 때문에 생기기도 한다. 그들을 사랑하지만 오히려 그 때문에 심리적 부담을 갖게 되고 분노가 내면에 쌓이게 된다. 나이 든 부모님이나 말 못하는 갓난아이에게 어떻게 화를 낼 수 있겠는가?

　이를 보여주는 사례가 있다. 40대의 남성이 주말을 이용해 다른 도시에 살고 있는 부모를 찾아뵈러 갔는데 주말이 끝나기도 전에 허리 통증이 재발했다. 1년 전 TMS 치료 프로그램을 성공적으로 마친 후 처음 일어난 통증이었다. 통증이 재발한 이유는 무의식적으로 어떤 부담을 느끼고 있기 때문이라고 내가 지적하자 그는 주말을 부모님과 무척 즐겁게 보냈다고 했다. 그러나 곧이어 소심한 성격의 어머니에게 신경을 쓰는 데 거의 모든 시간을 보내야 했고, 사실 부모님이 부담된다고 털어놓았다. 그러나 그는 착한 성격이어서 어쩔 수 없이 이어지는 분노가 완전히 억압되어 요통이 재발한 것이다. 분노가 통증으로 일어나는 이유에 대해서는 조금 뒤 설명할 것이다.

　잠을 잘 자지 않는 아이 아빠에 대한 사례도 있다. 아이 때문에 아이 아빠는 잠을 이루지 못했고 아내 역시 하루 종일 아이에게 매달려 있어야 했다. 예전 같으면 휴식을 취했을 시간에 아이를 돌봐야 했고 사람 만나는 일도 예전처럼 자유롭게 할 수 없었다. 꿈같은 신혼생활은 사라지고 아주 고된 일상으로 변해버렸다. 남편은 아이에게 화가 났고 아내도 신경을 써주지 못하는 남편에 대해 화가 나 있었다. 그러자 남편의 허리 통증이 발생했다. 설상가상으로 남편은 가정부 노릇도 해야 했다. 하지만 본인은 자신의 이런 감정에 대해 전혀 알지 못했다. 분노는 무의식 깊숙한 곳에 자리잡고 있었다. 그리고 그런 부정적인 감정이 무의식을 벗어나지 못하게 하기 위해 통증, 즉 TMS가 발생한 것이다.

이 사례의 통증에 대해 전혀 다른 해석을 내놓는 심리학자와 의사도 많이 있다. 그들은 통증이 아이를 들어올리거나 잠을 제대로 못 잤기 때문에 생기는 것이라고 말한다. 그리고 아이에 대한 아버지의 역할에서 벗어나려고 애쓰기 때문에 통증이 더 심해졌다고 한다(물론 그들도 이 모든 것이 잠재의식에서 일어나는 일이라고 말하기는 한다).

이것이 만성 통증의 소위 이차적 부수효과이론secondary gain theory이다. 하지만 이 이론의 문제점은 통증이 신체 구조적 원인 때문이라는 것을 전제한다는 점인데, 우리는 통증의 신체구조원인론을 여전히 지지할 수 없다. 아이 아빠는 고등학교와 대학교 때 축구선수였던 것이다. 또다른 문제점은 이 이론이 대수롭지 않거나 전혀 존재하지 않는 감정을 지나치게 강조하고 있다는 점이다. 바로 통증을 통해 무엇인가 이득을 얻는다고 하는 것이다.

그러나 행동심리학자들은 이 이론을 좋아하는데 왜냐하면 통증을 유발하지 않는 행동에 대해서는 보상을 해주고 통증을 유발하는 행동은 벌주기만 하면 통증은 사라진다고 아주 간단하게 생각하기 때문이다. 분노나 불안과 같은 복잡한 무의식의 감정을 끌어들이지 않아도 좋은 것이다. 몇 년 전 내가 TMS에 대해 알지 못했을 때 이 방법을 사용해보았으나 전혀 효과를 보지 못했다. 그도 당연한 것이 진단 자체가 잘못되었던 것이다.

가족관계는 어떤 것이든 심리적 부담을 안겨줄 수 있다. 원인 모를 통증인 TMS가 있다면 가족관계 때문에 특별히 스트레스를 받고 있지 않은지 확인해봐야 한다. 가족에 대한 진지한 관심과 사랑, 그리고 의무감 때문에 자신도 모르게 생겨나는 분노는 내면에서 격렬한 충돌을 일으키고 결국 이로 인해 TMS가 발생한다.

TMS의 발생 과정을 잘 보여주는 전형적인 사례가 있다. 이 환자는 39세의 기혼 남성으로 아버지의 가업을 물려받아 사업을 운영하고 있었다. 하지만 사업을 물려준 후에도 아버지는 여전히 정력적으로 사업에 관여했다. 이 때문에 스트레스를 받은 그는 그런 자신에 대해 죄책감을 느꼈다. 통증은 2년 반 전에 시작되었고 나의 첫 책 《통증을 이기는 마음의 힘》을 읽은 후에도 계속되었다. 그는 그 책을 엉터리라고 생각했다. 통증을 없애기 위해 수많은 의사를 찾아다니고 온갖 치료를 다 해보았지만 아무런 효과도 없었다.

2년 넘게 통증으로 고생한 그는 통증 때문에 신경이 온통 날카로워졌고 신체 활동도 거의 하지 못하는 지경에 이르렀다. 움직이는 것이 두려워 몸을 앞으로 숙이는 것조차 불가능했다. 그러던 중 우연히 그 책을 다시 읽게 되었고 믿을 수 없다는 듯이 "그 책이 전혀 새롭게 다가왔어요"라고 말했다. 그의 말인즉 책의 내용이 전부 자기 이야기를 하고 있는 것처럼 느껴졌다는 것이다. 또한 수많은 의사를 만나고 검사를 받고 나서야 통증의 원인이 심리적인 것이었다는 사실을 인정할 수 있었다고 한다.

그는 당연히 TMS 치료 프로그램을 성공적으로 이수했고 통증도 사라졌다. 그와 상담하면서 나는 그가 통증에 대한 심리적 설명을 무척 잘 이해하는 사람이라는 것을 알 수 있었다. 그가 처음에 내 진단을 거부한 사실이 믿어지지 않을 정도였다. 이로 인해 깨달은 바가 있었다. 환자들은 대부분 아주 절망적인 상황에 이를 때까지 TMS 진단을 거부한다는 사실이다. 이 환자의 통증이 아버지와의 불편한 관계 때문이라는 것은 명백했다.

가족관계로 인해 통증이 발생한다는 또 다른 좋은 사례가 있다. 2년 전 성공적으로 요통 치료를 받은 한 여성이 나에게 전화를 걸어 이번에는 목, 어깨, 팔에 통증이 있다는 말을 했다. 내가 보기에 그것은 남편과 의붓딸에 관련된 심리적 갈등 때문임이 분명했다. 나는 그녀에게 새로 생긴 통증에 너무 개의치 말고 특별히 따로 치료를 받지 말라고 조언했다. 그러나 통증은 나아지기는커녕 더욱 심해졌고 양 어깨를 거의 움직이지 못할 지경에 이르렀다. 이는 목과 어깨에 나타나는 TMS의 전형적인 결과였다.

그러던 어느 날 그녀는 문제를 정면으로 바라보겠다고 결심하고 남편과 자신의 문제에 대해 솔직하게 이야기를 나누었다. 결과는 무척 놀라웠다. 남편과 딸에 얽힌 문제를 해결하자 통증이 눈 녹듯이 사라졌던 것이다. 그동안 그녀는 마음속 깊이 분노를 쌓아두고 있었다. 그 분노가 없어지지 않는 동안 통증 역시 사라지지 않았던 것이다.

무의식에서 일어나는 심리적 갈등은 주로 자기애적 충동에서 비롯된 감정과 요구, 그리고 성숙한 인격체로서 요구받는 현실적인 부분이 충돌하면서 생긴다. 저명한 정신분석학자이자 작가인 카렌 호니 Karen Horney 는 '해야 하는 것들의 폭력'이란 말로 이런 상황을 묘사하면서 이는 한 개인의 삶을 옭아맬 수도 있다고 했다. 실제 환자들도 이런 의무감이 자신의 삶을 옥죄고 있다고 털어놓았다. 스스로가 완벽주의자라는 사실을 인정하지 않았던 한 여성은 가족들이 어려움에 굴하지 않는 자신의 꿋꿋한 성격을 자랑스럽게 여긴다고 말해주었다. 그녀의 마음속에는 강인한 성격과 반대되는 유순하고 연약한 부분이 있어 무의식 속에서 상당한 갈등을 일으키고 있었다.

때로 사회적인 분위기 때문에 특정 방식의 행동을 강요받는 경우도 있다. 아주 매력적인 한 여성이 있었는데 그녀가 속한 종교단체에서는 6~8명의 자녀를 두는 것이 일반적인 관례였다. 그녀는 자신의 통증이 심리적 긴장 때문이라는 것을 인정했지만 여전히 통증은 가시지 않았고 도통 영문을 알 수 없었다. 나는 그녀에게 대가족을 책임져야 하는 부담감 때문에 스스로 화를 내고 있을지 모른다는 암시를 주었다. 아주 오랜 기간 동안 그녀는 이 사실을 부인했다. 자신은 전혀 화를 내지 않는다는 것이었다. 그렇지만 통증은 여전히 지속되었다. 나는 그녀에게 그것은 무의식에서 억압된 것이기 때문에 본인도 전혀 모를 수 있다는 사실을 지적해주었다. 그런 다음 우리는 기다린 보람을 맛볼 수 있었다. 서서히 그녀는 자신의 내면 깊숙이 자리잡은 억압된 분노를 눈치채기 시작했고 통증은 놀랄 만큼 완화되었다.

TMS 환자를 많이 대하면 대할수록 분노의 역할이 얼마나 위력적인가에 대해 새삼 놀라고는 한다. 인간은 분노를 완벽하게 억압하는 데 너무나 익숙해져 있기 때문에 분노가 존재한다는 사실조차 알지 못한다. 실제로 나는 통증이 진행되는 데는 불안보다 분노가 더 큰 역할을 하는 것이 아닌가 생각하게 되었다. 심지어 불안 자체는 억압된 분노에 대한 반응 중 하나에 불과할지 모른다는 데까지 생각이 미쳤다.

40대 중반의 한 남성은 공황발작의 병력이 있었다. 공황발작은 갑작스러운 불안이 일어나는 것을 말한다. 그를 진찰한 결과 나는 TMS라고 결론을 내리고 그것의 심리 기제에 대해 이야기를 나눈 후 불안보다 분노가 더 중요한 원인일지 모른다는 말을 했다. 그러자 그는 그것을 입증할 만한 사건을 떠올렸다. 언젠가 주위 사람에게 너무 화가 나서 싸움을 벌이려고 했는데 점잖지 못한 행동인 것 같아 꾹 참았다. 그러자 곧 공황발작이 일어난 것이다. 그는 단순한 분노를 넘어 거의 격분 상태까지 이르렀고 이를 억압해야 한다는 생각 때문에 공황발작을 일으켰던 것이다. 이것은 TMS와 관련된 신체 반응을 보여주는 좋은 사례이다. 그렇다면 억압이라는 현상에 대해 좀더 살펴보기로 하자. 인간은 왜 자신의 감정을 억압하려 하는가?

억압

15개월 된 아기의 응석을 잠재웠다며 자랑스럽게 이야기했던 한 엄마가 생각난다. 아기가 응석을 부릴 때면 아기 얼굴에 찬물을 튀기라는 주치의 말에 따랐더니 아기가 더 이상 응석을 부리지 않았다고 한다. 15개월이라는 어린 나이에 아기는 이미 억압의 기술을 배운 것이다. 아기는 분노가 원치 않는 결과를 가져온다는 사실을 알고는 분노를 억압하도록 조건화되었다. 그리고 평생토록 이 좋지 않은 습관을 지속시킬 것이다. 일상적으로 부딪히는 좌절이나 성가심 또는 화나는 일에 대해 이제 아이는 자동적으로 내면에 분노를 쌓아갈 것이고 이에 따라 TMS나 기타 신체 반응을 나타낼 것이다.

　이 사례를 통해 분노를 억압하는 또 하나의 원인이 부모의 악의 없는 관심임을 알 수 있다. 부모의 관심은 분노를 억압하는 가장 흔한 이유일 것이다. 아이를 착한 사람으로 키우려는 부모는 아이가 성장한 후에 심리적인 어려움을 겪게 되는 상황을 본의 아니게 조성할 수도 있다.

　곰곰이 생각해보면 분노를 억압하는 데는 다양한 이유가 있다. 그 이유들은 비록 무의식적이기는 하지만 생각해보면 모두 이해할 수 있는 것들이다. 인간은 타인으로부터 사랑받고 인정받기를 원하지 무시당하거나 배척당하는 것을 원치 않는다. 따라서 타인에게 인정받지 못하는 행동은 하지 않으려고 한다. 비록 인정하기 싫을지라도 인간은 타인의 앙갚음을 두려워한다. 가족이나 사회의 강압적인 요구들 때문에 분노를 내보이지 않으려 하는 것이다. 이런 성향은 어릴 때부터 형성되어 내부 깊숙이 잠재해 있다.

무의식적으로 분노는 자극에 대한 적절치 못한 감정이라 생각해서 억압한다. 또한 본능적으로 분노는 품위 없는 감정이며 분노에 휩싸일 때면 자기통제력을 상실한다고 생각한다. 품위 없음과 통제력의 상실, 이것은 TMS 환자들이 특히 참을 수 없어하는 것들이다. 이 모든 과정은 무의식적인 것이어서 분노를 억압하게 되는 과정을 알아차리지 못한다. 그 대신 TMS나 위장병 등의 신체적인 증상을 경험한다.

나 역시 이런 경험을 많이 했다. 속쓰림이 있으면 이는 내가 무엇인가에 화가 나 있지만 스스로는 그 사실을 알지 못한다는 의미다. 그래서 나는 그 원인에 대해 생각한다. 그에 대한 해답을 찾으면 속쓰림은 사라진다. 분노가 얼마나 잘 숨어 있는지 알면 놀랄 정도다. 내 경험으로 볼 때 평소 사소한 짜증을 일으키지만 잘 인식하지 못하는 것들이 분노를 불러올 수 있다. 때로 그것이 무엇인지 찾는 데 오랜 시간이 걸리는 경우도 있다.

17년 동안 TMS 환자들을 진료해오면서 나는 적어도 우리 문화권 안에서는 누구나 다 불안과 분노를 만들어내고 있으며, 지역을 불문하고 인간은 문제가 될 것 같은 감정을 억압한다는 사실을 알게 되었다. 바꿔 말하면 TMS나 위궤양, 대장염 등과 같은 정신적·신체적 반응을 일으키는 심리적인 상황은 인류에게 보편적으로 다만 정도에 있어 차이가 날 뿐이다. 정도가 아주 심한 사람들을 신경과민이라고 말하지만 인간은 누구나 어느 정도는 신경과민이기 때문에 그 단어에 특별한 의미를 부여할 필요는 없다.

무의식과 억압의 개념은 서로 긴밀히 연관되어 있다. 이를 체계적인 과학의 토대 위에서 처음으로 제기한 사람이 바로 프로이트다. 피터 게이는 프로이트에 대한 전기 《우리 시대의 인물 프로이트 Freud: A Life for Our Time》(1988, Norton)에서 무의식에 대한 멋진 은유를 만들어냈다. 그는 '무의식은 반사회적인 수감자들을 가두고 있는 교도소와 같다. 거기서 수감자들은 철통같은 감시를 받지만 실제로 제대로 통제받지 못하고 언제든 탈출을 꿈꾼다'라고 했다.

이 장에서 설명한 분노나 불안의 감정들이 바로 게이가 이야기한 무의식 속에 갇혀 있는 반사회적인 수감자들이다. 인간은 감정적으로 불편한 것들에 대해서는 회피하는 선천적인 기제를 갖추고 있는 듯하다. 그리고 이런 기제 때문에 부정적인 감정을 억압하게 된다. 그러나 인간의 마음속에는 그런 억압된 감정들을 언제든 의식으로 끌어내려는 강력한 성향도 있는데 그런 성향 때문에 정신분석학자들이 말하는 소위 '방어'라는 강화가 이루어진다.

얼마 전 아주 흥미로운 이야기를 들려주었던 여성이 있었다. 진찰 후 TMS라는 이야기를 하자 그녀는 언니에게 유럽 여행 패키지를 선물한 다음에 통증이 시작되었다고 말했다. 그녀는 언니가 여행을 재미있게 보낼 수 있을지 걱정이 되었고 반드시 재미있어야 한다는 것에 대해 스스로 지나친 책임감을 느꼈다. 그러면서 그렇게 생각하는 자신에 대해 화가 났던 것이다. 그때부터 엄마와 언니가 꿈에 나타나기 시작하더니 사춘기 때 엄마와 언니에게 화를 냈던 일들이 새삼스럽게 생각나기 시작했다고 한다. 그리고 엄마와 언니가 자신의 신경질에 대한 보복으로 둘이 합세하여 그녀에게 착하게 굴 것을 강요하고 자신을 가족의 친밀한 관계로부터 제외시켰다고 생각했다. 그녀의 이런 생각은 자신을 잘 돌봐주었던 아버지가 열한 살 때 돌아가시자 더 굳어지게 되었다. 아버지가 돌아가신 것을 그녀는 버림받았다고 생각한 것이다.

TMS의 원인이 되는 분노, 불안, 원한 등은 이처럼 아주 어린 시절로 거슬러 올라갈 수도 있다. 내가 이들 감정에 대해 몇 가지 힌트를 주자 그녀는 놀랍게도 자신이 경험한 중요한 심리적 요인들을 척척 생각해낼 수 있었다.

이런 심리적 현상의 보편성은 평생 한 번 이상 통증으로 고생하는 사람이 전체 미국인의 80퍼센트가 넘고 지난 30년 동안 통증 발생이 기하급수적으로 늘었다는 사실에 의해서도 뒷받침된다. 하지만 이런 사실은 이상하게도 무시되고 있다. 허리와 목의 통증은 미국에서 직장인들의 결근 요인 중 첫 번째를 차지한다. 허리, 목 등의 통증 치료에 지출되는 비용은 한 해 560억 달러에 이르는 것으로 추산되고 있다. 거의 유행병에 가까운 이런 통증증후군은 전 세계적으로 나타나는 보편적인 정신-생리적 상호작용에 의해서만 적절하게 설명될 수 있다.

억압된 감정에 대한 신체의 방어

억압된 감정이 몸을 통해 표출된 것이 TMS라는 생각을 나는 10년 넘게 가져왔다. 사실 내가 이 책의 제1판에서 이야기한 것도 바로 그것이다. 1970년대부터 나는 허리, 목의 통증이 억압된 감정에 기인한다는 것을 알고 있었다. TMS 환자의 88퍼센트가 위궤양, 대장염, 긴장성 두통, 편두통 등 기타 질환을 앓고 있었던 것이다. 그러나 정신적 긴장이 몸으로 표출된 것이 TMS라는 결론은 뭔가 빠진 듯해서 만족스럽지 못했다. 심리적 과정에서의 통증의 역할을 환자가 알아차리면 통증이 없어지는 사실을 제대로 설명해 주지 못했던 것이다.

의학 논문을 공동 작업하던 중 통증의 역할이 숨겨진 감정을 표출하는 것이 아니라 그 감정들이 의식 표면으로 떠오르지 못하도록 하는 것이라는 점을 제기해준 사람은 정신분석학자인 스탠리 코언$^{Stanley\ Coen}$ 박사였다. 억압된 감정을 인식하지 못하도록 하는 것을 그는 '방어'라고 했다. 바꿔 말하면 TMS 통증(혹은 위궤양, 대장염, 긴장성 두통, 천식발작 등의 불편함)은 환자가 자신의 주의를 감정 영역으로부터 신체로 돌리려 하기 때문에 생긴다는 것이다. 그것은 끔찍하고 반사회적이며 유치하고 이기적이다. 화가 난 자신의 감정(게이의 은유에 의하면 '수감자들')이 인식되지 못하도록 하기 위해 나온 것이다. 따라서 TMS는 신체 질환이라기보다 심리적 과정의 한 부분으로 이해하는 것이 타당하다는 결론에 이르게 된다.

억압된 감정에 대한 방어는 자신의 주의를 무의식에 억압된 감정 이외의 것에 돌림으로써 작동한다. 이런 방어 작동에 대해 환자들은 서로 다른 표현을 쓴다. 어떤 환자는 일종의 위장술이라 하고, 또 어떤 이들은 '주의의 분산'이라고 표현하기도 한다. 그것은 당신의 주의를 완전히 사로잡는 것이어야 하며 완전히 몰두해 있을 때 방어가 가장 잘되는 것이어야 한다. 이런 요구조건을 가장 잘 충족시키는 것이 바로 통증을 통한 신체적 방어다. 신체적 방어는 환자의 주의를 완전히 잡아끈다. 특히 통증이 심하고 신체 활동에 불편을 주면 줄수록 더 잘 작동한다. 이것이 바로 TMS다.

지난 30년 동안 미국에서는 허리, 목, 어깨 통증이 유행병처럼 번져갔는데 그것은 이런 통증이 억압된 감정에 대한 방어 기제로서 가장 잘 작동했기 때문이다. 훌륭한 위장술이란 숨기고 있는 것의 실체를 드러내지 않고 숨기고 있다는 사실 자체를 사람들이 눈치채지 못하도록 하는 것이다. 이런 통증으로 고생하는 사람들 중 어느 누구도 통증이 감정적 요소와 관련되어 있다는 것을 눈치챈 사람은 없었다. 오히려 척추에 입은 상처나 선천적 혹은 퇴행성 이상 때문이라고 생각했다. TMS의 일부로 추정되는 유조직柔組織: 뼈나 연골이 아닌 신체 조직의 통증들(근육통 등)도 신체가 입은 상처, 근육의 기능 저하 등에 기인한 것으로 믿었다. 환자의 주의가 통증에 집중되어 있는 동안 억압된 감정이 드러날 위험은 없는 것이다.

감정이 더 고통스럽고 더 많이 억압될수록 TMS 통증도 더 심하다. 어린 시절 학대받아 거대한 분노를 쌓아두고 있는 사람은 심한 통증을 호소하는데, 이런 사람들은 오랜 세월 동안 자신의 무의식을 차지하고 있던 끔찍하고 괴로운 분노를 알아차리고 드러내야 통증이 사라진다. 이는 분노가 TMS 통증을 일으키는 데 얼마나 중요한 역할을 하는지 보여주는 좋은 예다.

TMS와 유사한 증상들

이미 이야기한 것처럼 TMS처럼 억압된 감정에 대한 회피책으로 작동하는 또 다른 신체 질환들이 있다. 흔히 발생하는 질환들을 열거해보면 아래와 같다.

위궤양	천식	마른버짐(건선)
틈새탈장	전립선염	여드름, 발진
경련성 결장	긴장성 두통	어지럼증
과민성대장증후군	편두통	이명(귀울림)
건초열	습진	빈뇨

 물론 이들 증상이 모두 심리적인 이유에서 생긴 것이라 하더라도 반드시 전문의의 검사와 의학적 치료를 받아야 한다. 그러나 동시에 이 신체적 증상들은 모두 정신적 억압을 돕는다는 사실을 놓쳐서는 안 된다. 의사가 이들 질병을 순전히 신체적인 것으로 진단할수록 방어 기제의 작동을 더 도와주게 되어 통증, 궤양, 두통 등이 지속된다. 방어 기제가 작동하는 한 이들 증상은 사라지지 않는다.

 억압된 감정에 대한 신체의 방어 기제는 주위에서 쉽게 발견할 수 있는데, 그것은 방어 기제가 그만큼 완벽하게 작동하기 때문이다. 방어 기제는 신체 어느 한 곳에서 다른 곳으로 쉽게 옮겨갈 수 있다. 예를 들어 위궤양을 치료하는 굉장한 약이 발견되면 마음은 즉각 위궤양이 아닌 다른 신체 질환을 만들어내는 것이다.

 40대 중반의 남성은 10년 전부터 허리 통증으로 고생해오다가 수술을 받은 후 통증이 사라졌다. 그런데 수술 후 몇 달이 지나자 위궤양으로 고생하더니 거의 2년간이나 지속되었다. 여러 차례 약을 써보았지만 낫지 않았다. 마침내 위궤양이 사라지자 이번에는 목과 어깨 통증을 호소했다. 목과 어깨 통증은 거의 2년간 지속되었고 마침내 나를 찾아왔다. 허리 수술이나 위궤양약은 문제를 해결한 것이 아니었다. 그것들은 단지 플라시보 효과를 내어 신체 증상이 나타나는 부위를 이동시킨 것에 불과했다.

위궤양 이야기

위궤양에 관한 흥미로운 이야기가 있다. 미국과 캐나다에서는 지난 2,30년 동안 위궤양이 꾸준히 줄어들었다. 효과적인 치료약이 개발되었기 때문이기도 했다. 그러나 나는 칼럼니스트인 러셀 베이커가 1981년 8월 16일자 《뉴욕타임즈 매거진》에 기고한 글에서 이에 대한 더 훌륭한 설명을 찾을 수 있었다. 그는 '그 많던 위궤양은 다 어디로 갔나?' 라는 글에서 위궤양 환자가 많이 줄어든 것 같다고 하면서 그것은 의사와 환자 모두 위궤양의 원인이 긴장 때문이라는 사실을 알게 되었고 그래서 위궤양은 더 이상 긴장을 숨기는 일을 해낼 수 없기 때문이라고 했다. 목, 어깨, 허리 통증이 근래에 더욱 흔해진 것도 베이커의 이런 설명과 무관하지 않다. 이런 새로운 통증 부위가 긴장을 숨기는 데 있어 위장보다 훨씬 더 좋은 곳이기 때문일까?

몸과 마음

억압된 감정에 대한 방어를 위해 마음이 선택할 수 있는 곳은 신체의 어떤 기관이나 계통도 될 수 있다. 건초열이나 잦은 호흡기, 비뇨생식기의 감염처럼 면역 계통에도 문제가 생길 수 있는 것이다. 내가 아는 비뇨기과 의사는 전립선염 환자 중 90퍼센트 이상이 긴장 때문이라고 했다. 긴장 때문에 침이 나오는 도관이 수축되어 입이 자주 마르는 증세로 고생하는 환자도 있다. 후두염도 정서적인 원인 때문에 올 수 있다. 안과 의사들은 긴장 때문에 눈이 잘 보이지 않는 경우가 많다고 말한다. 다만 이 모든 증상들은 신체 구조상의 문제나 감염, 종양의 가능성을 배제하기 위해 철저한 검사를 받아야 한다는 점을 다시 한번 말해두고 싶다. 마음과 몸의 관계에 대해서는 7장에서 더 자세히 이야기할 것이다.

순전히 신체적인 질병이 아닌지 확인해보는 것은 매우 중요하다. 그러나 일단 신체적인 질병이 아니라고 생각되면 정신-생리적 증상의 진단을 적극적으로 내려야 할 필요가 있다. 의사는 "왜 이런 증상이 나타나는지 분명하지 않으니 신경성입니다"라고 말해서는 안 된다. 의사라면 "이제 종양이나 암이 아닌 것은 확인되었으니 확신을 갖고 치료를 진행할 수 있습니다. 왜냐하면 당신의 증상은 감정으로부터 연유된 신체적 과정을 그대로 보여주고 있기 때문입니다"라고 말해야 한다. 그러나 이런 식으로 접근하는 의사는 찾아보기 힘들다. 왜냐하면 대부분의 의사들은 질환을 정신-생리적인 것으로 인식하지 못한다. 설사 그럴 수 있다 하더라도 마치 순전히 신체적 질병을 다루듯이 대증적인 치료만 행하기 때문이다.

공포심이 TMS에 미치는 영향

TMS의 정도를 알기 위해서는 통증의 크기를 측정해도 되지만 신체 움직임의 정도로도 측정할 수 있다. 즉 환자가 두려워하거나 할 수 없는 동작을 알아보면 된다. 몸을 제대로 움직이지 못하는 것이 통증 자체보다 더 중요할 수 있다. 왜냐하면 공포심으로 인해 몸을 제대로 움직이지 못하면 일상생활에 심한 지장을 초래하기 때문이다.

장기적으로 볼 때 공포심 때문에 신체 활동이 위축되는 것은 심리적 방어 기제로서 통증보다 더 효과적이다. 갑작스러운 통증은 며칠 지나면 사라지지만 다시 통증이 생길지 모른다는 공포심 때문에 몸을 마음대로 움직이지 못한다면 신체 활동에 심각한 제약을 받게 되고 이에 따라 방어 기제는 계속 작동하게 된다. 대부분의 환자들에게 가장 중요한 요소는 바로 이런 공포심이다. 단지 통증만 문제될 뿐 신체 활동에는 전혀 지장받지 않는다고 말하는 환자는 극소수에 불과하다. 대부분의 환자들은 신체 활동을 두려워하고 그로 인해 걱정과 우울의 늪에서 계속 헤매게 되는 경우도 있다. 이런 사람들은 신체 활동에 대한 신체활동공포증physicophobia을 갖게 된다.

또한 통증에 얽매여 있는 정도로 TMS를 판단할 수 있다. 삶이 완전히 통증에 좌지우지되는 환자들도 있는데 이들은 아침에 일어나서 밤에 잠들 때까지 하루 종일 통증에 대해서만 생각한다.

한 젊은 여성은 "통증이 정말 끔찍하다"고 말했다. 그러나 이야기를 나누어본 결과 그녀는 감정적인 부분을 더 두려워했고 통증으로 인해 그 감정적인 부분을 회피하고 있다는 것을 알 수 있었다.

통증에 얽매여 있는 정도를 보면 환자의 마음속에 분노나 불안이 얼마나 많이 쌓여 있는지, 어렸을 때 입었던 심리적 상처가 현재까지 얼마나 영향을 미치는지 알 수 있다. 어릴 적 학대를 당했다면 내면에 쌓인 분노와 불안도 크다. 특히 성적인 학대를 당했다면 더욱 심각하다.

TMS 통증을 호소하는 환자들을 대할 때 내가 맨 먼저 생각하는 것도 이들의 내면에 쌓인 엄청난 분노와 불안이다. 문제가 되는 신체 증상은 끔찍하고 두려운 내면의 깊은 감정들과 접촉하지 않기 위한 수단인 것이다. 이 말은 절대 과장이 아니다. 나는 환자들 마음속에 엄청난 양의 분노가 쌓여 있음을 확인할 수 있었다. 이런 환자들은 통증이 사라지지 않는 이유를 알고 있다. 그 곪은 감정들과 접촉하게 되면 거의 공황 상태가 되어 한 발자국도 움직일 수 없기 때문에 두려운 것이다. 이렇듯 심한 정신적 상처가 있는 환자들은 전체의 5퍼센트에 불과하지만 정신 치료를 받을 필요가 있다.

한편 95퍼센트에 이르는 대부분의 TMS 환자들은 불안의 정도가 훨씬 가볍기 때문에 통증이 사라져도 격렬한 정서적 반응을 보이지 않는다. 이런 경우는 분노와 불안에 직면하여 마음이 쉽게 극복할 수 있기 때문에 방어기제가 그만큼 쉽게 해제되는 것이다.

이제까지 이야기한 현상들은 단지 억압된 감정의 정도에 차이가 있을 뿐 누구나 겪을 수 있는 일들이다. 통증이라는 신체 증상을 통해 나쁜 감정들을 회피하는 메커니즘이 생긴 것은 복잡한 현대 사회에서 어쩌면 자연스러운 일인지도 모른다.

공포심은 파급력이 대단해서 불안을 증가시키는 것이라면 그 어떤 것도 신체 증상을 악화시킬 수 있다. 내가 아는 환자는 의사로부터 퇴행성 요추 질환이라는 진단을 받고 거의 쇼크 상태로 병원 문을 나섰다. 그녀는 병원을 방문한 이후 통증이 더 심해졌다.

20대의 건장한 축구선수는 어느 날 이를 닦다가 허리에 경미한 통증을 느껴 의사를 찾았다. 엑스선을 촬영한 결과 허리 척추뼈의 정렬이 바르지 않다는 것을 알게 되었고 그 진단을 받은 후부터 통증은 더 악화되었다. 통증이 계속되자 청년은 전문의를 찾아가 CT촬영을 했다. 디스크탈출증이라는 진단이 내려졌고 의사는 더 이상 무거운 물건을 들거나 축구를 해서는 안 된다고 당부했다. 그는 절망에 빠졌다. 처음에는 경미한 통증이었는데 점점 심해져서 일상생활에 제약을 받는 상황에 이른 것이다. 앞으로 영원히 무거운 물건을 들거나 운동을 할 수 없을지 모른다는 깊은 절망감에 빠졌다.

다행히도 그는 TMS였다. 그는 치료 프로그램을 잘 따라왔고 이제는 정상적인 생활을 할 수 있게 되었다.

요통과 관련된 공포심을 가중시키는 주위 환경 때문에 이제 우리들은 허리는 매우 연약하고 정교한 구조이며 쉽게 상처받는다고 생각하고 있다. 허리와 관련해서 해야 할 것과 하지 말아야 할 사항들은 너무나도 많다. 몸을 굽히지 말라, 무거운 물건을 들지 말라, 물건을 들 경우 허리를 곧추세우고 들어라, 부드러운 쿠션이 있는 의자나 침대에는 앉거나 눕지 말라, 자유형이나 평영을 하지 말라, 하이힐을 신지 말라, 허리를 뒤로 젖히지 말라(자유형, 평영, 하이힐의 효과와 같다), 딱딱한 침대에서 잠을 자라, 격렬한 운동을 피하라 등 무수히 많은 주의사항이 따라다닌다.

TMS 치료 프로그램에 따라 성공적으로 완치된 수천 명의 환자들을 보면 이들 주의사항이 모두 거짓이라는 것을 알 수 있다. 이러한 주의사항들은 통증을 지속시키고 환자의 일상생활에 심각한 제약을 만들 뿐 치료에는 별 도움이 되지 않는다.

통증 재발에 대한 두려움도 있다. 한 번이라도 심각한 허리 통증을 겪어 본 사람은 또 그런 통증이 일어날까봐 두려워하게 된다. 아이러니하게도 이런 두려움은 불안의 정도를 높여 조만간 또 한 번의 통증을 경험하게 한다.

부모, 배우자, 직원, 주부 그리고 삶에서 당신이 차지하는 여러 역할들을 훌륭하게 해내지 못한다는 생각 때문에 불안과 분노의 지수는 높아질 수 있다. 극장이나 콘서트, 레스토랑에도 갈 수 없다. 오래 앉아 있으면 허리가 아프기 때문이다. 스스로 생계를 책임져야 하는 자영업자라면 고통은 배로 커진다.

슬픈 현실이지만 통증 환자는 마치 통증을 지속시키는 전염성 공포심에 사로잡힌 죄수와 같다.

스트레스에 대한 대처

스트레스를 잘 처리하지 못하기 때문에 통증이 생긴다고 한다. 그러나 실은 그 반대다. TMS는 스트레스를 너무 잘 처리하기 때문에 생기는 통증이다. 억압된 감정이라는 스트레스를 어떻게든 처리하려 하기 때문에 TMS가 생기는 것이다.

열심히 일하는 한 사업가의 예를 들어보자. 그는 가족이나 친구의 요청을 거절하지 못하는 성격이었다. 거절은 그에게 있어 패배와 같은 의미였다. 언제나 그들의 요청을 성실히 들어주는 것만이 그에게 승리를 가져오는 것이었다. 자신이 아무리 정신적으로 힘들어도 그것은 중요하지 않았다. 그는 뛰어난 스트레스 처리자였다. 따라서 TMS에 걸리기 쉬운 유형이기도 했다.

이를 통해 TMS에 걸리는 성격의 특성을 알 수 있다. 타인에게 사랑받고 존경받고자 하는 욕구, 성취욕구, 경쟁욕구다. 하지만 그에 대한 대가는 치러야 한다.

TMS 진단을 거부하는 사람들

불행히도 대부분의 사람들은 TMS 진단을 거부한다. TMS는 정신적으로 긴장하고 있다는 말이다. 정신에 문제가 있다면 색안경을 끼고 바라보는 사회의 편견을 생각할 때 이상한 일도 아니다. 그런 정신적인 문제가 사실은 아주 경미한 것이며, 매년 수백만의 사람들이 정신 치료를 받는다는 사실에도 불구하고 편견은 사라지지 않고 있다. 정신이상에 대해 사람들은 마치 인종 차별이나 종교 차별과 마찬가지의 거부감을 보인다.

최근 우리 사회는 인종이나 종교에 대한 편견을 많이 극복한 것처럼 보인다. 하지만 정신이상에 대해서만은 여전히 색안경을 벗지 못하고 있다. 정신 치료를 받은 경력은 정치인들의 정치생명에 심각한 타격을 주고 있다.

대부분의 운동선수들도 TMS 진단을 거부한다. 왜냐하면 심리적인 증상을 나타내는 것은 나약함의 표시라고 생각하기 때문이다. 운동선수는 언제나 강인한 불굴의 정신을 소유해야 한다고 생각하는 것이다. 유명한 운동선수 중에 내 진찰을 받아보라는 권고를 받았지만 결국 오지 않았던 이들도 몇 명 있다.

이런 편견은 의료계에서도 마찬가지다. 의사들은 신체적 질병은 기꺼이 치료하지만 정서적 증상을 보이는 환자를 대하면 불편해한다. 대개 약을 처방해주고 환자의 상태가 나아지기를 바라는 것이 전부다. 정신과 의사들 중에도 약물 위주로 치료하려는 의사들이 점점 많아지고 있다. 내가 통증에 대해 TMS라는 설명을 제기했을 때 이 개념을 거부한 정신과 의사들도 매우 많았다.

한편 신체적 증상을 보이는 환자들은 이런 편견에 부딪히지 않아도 된다. 더구나 정신 치료는 의료보험 혜택을 거의 받을 수 없지만 정교한 신체 진단과 치료에 대해서는 풍부한 의료보험 혜택을 받을 수 있는 실정이다. 장기이식에는 수천 달러가 배당되지만 삶의 질을 향상시키기 위한 정신치료에는 지원이 거의 없다.

이런 현실에서 마음이 정신적 나약함을 회피하는 전략을 택한 것은 당연한 듯하다. 무의식적으로 심리적 어려움을 호소하기보다는 신체의 통증을 경험하게 되는 것이다.

환자 한 명이 매우 의미심장한 이야기를 한 적이 있다. 그것은 사람들이 정서적인 어려움보다는 통증을 비롯한 신체 증상에 대해 더 동정적인 반응을 보인다는 사실이었다. 정신에 문제가 있다는 것보다는 차라리 몸에 문제가 있는 것이 훨씬 더 떳떳한 것이다. 이것이 불쾌한 정서 현상에 직면했을 때 감정적 증상보다는 육체적 증상을 선호하게 되는 이유 중 하나다.

TMS는 전 세계적인 현상인가?

'지구상에 TMS에 걸리지 않는 사람들이 있는가?' 라는 질문을 가끔 받는다. 22년 동안 아프리카의 케냐에서 활동한 영국 출신의 커칼디 월리스 Kirkaldy Wallis 박사가 그에 대한 답을 제시했다.

그는 1988년 있었던 의학 학술대회에서 아프리카 원주민들은 목, 어깨, 허리 등의 통증이 거의 없다고 했다. 반면 유럽이나 아시아 사람들의 발생률은 미국, 캐나다와 거의 비슷했다. 그는 그 이유를 문화적인 차이로 돌렸는데 아프리카인들은 우리처럼 걱정이 많지 않기 때문이다. 논리적인 설명이다.

TMS는 새로운 것이 아니다

처음 TMS를 발견했을 때 나는 그때까지 아무도 TMS를 발견하지 못했다는 사실이 믿기지 않았다. 의학논문을 뒤져본 결과 《뉴잉글랜드 의학저널》 1946년호에서 모건 사전트Morgan Sargent 공군 소령이 어깨, 허리 등의 통증을 호소하는 다수의 군사들에 대해 보고한 적이 있었다. 군의관인 사전트 소령은 정신과 의사는 아니었지만 통증을 호소하는 모집단 군사들 중 96퍼센트는 심리적 문제를 겪고 있다고 하면서 그들의 증상을 자세히 묘사했다. 군사들의 증상은 TMS와 일치했다. 사전트 소령의 논문이 의학 잡지에 실릴 수 있었던 것은 당시의 분위기가 지금과는 사뭇 달랐음을 의미한다. 지금 같으면 그 논문은 비과학적이라는 이유로 수록되지 못했을 것이다.

정리

여기까지 설명하면 환자들은 이렇게 말할지도 모른다. "좋아요, 당신이 하는 말을 전부 이해하겠어요. 이제 왜 통증이 생기는지 알겠어요. 하지만 도대체 내 성격을 어떻게 바꾼단 말입니까? 90세 노모를 돌봐야 하는 일처럼 피할 수 없는 문제들로 인한 분노와 불안을 어떻게 할 수 있죠? 어떻게 하면 이런 감정들을 억압하지 않을 수 있나요?"

하지만 대자연의 섭리는 우리에게 매우 호의적이어서 대부분의 TMS 환자는 자신의 성격을 바꾸어야 할 정도로 어려운 과정을 거치지 않아도 된다. 물론 치료를 위해 정신 치료를 받아야 하는 환자들도 있지만 그것은 전체의 5퍼센트에도 미치지 못한다. 대부분의 환자들은 TMS가 무엇인지 알고 허리, 어깨 등에 대한 생각을 바꾸기만 해도 상태가 호전된다. 너무 간단해 보이는가? 그럴 수도 있고 그렇지 않을 수도 있다. 이에 대해서는 4장에서 자세히 설명할 것이다.

통증의 생리학 3

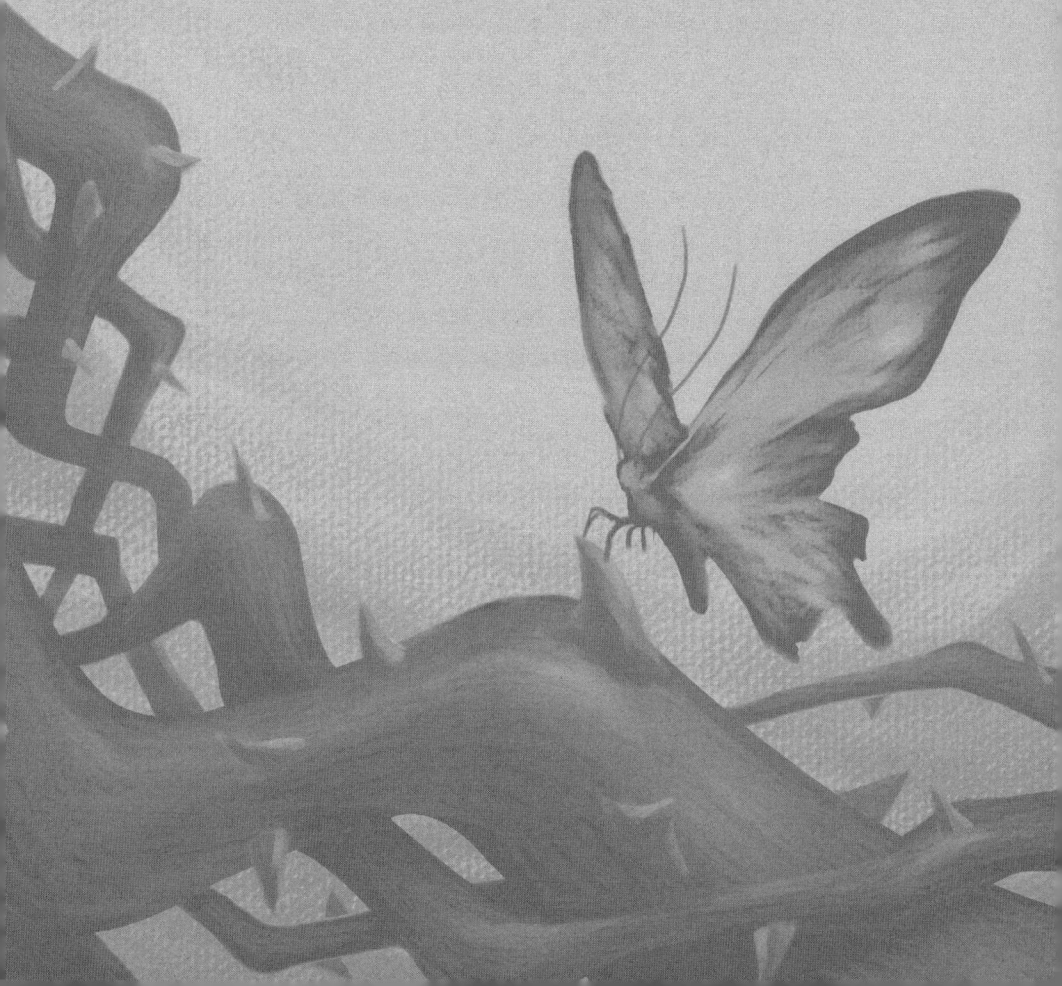

생리生理, physiology란 신체의 다양한 계통과 기관이 작동하는 방식을 의미한다. 신체의 체계는 극도로 복잡해서 고등동물일수록 작동하는 생리도 더 복잡하다. TMS 역시 매우 복잡한 생리가 작동하고 있는데, 그것이 인간의 정신과 신체의 상호작용 결과 발생하는 것이라는 점을 생각하면 당연한 일이다.

지난 백여 년 동안 생명체의 다양한 계통의 생리와 인간 신체의 화학, 물리학에 대한 연구에 거대한 진보가 있었다. 그러나 정작 몸과 마음의 관계가 건강과 질병을 이해하는 데 있어 아주 중요한 역할을 하는데도 불구하고 이에 대해 알려진 바가 거의 없다. 몸과 마음의 상호작용에 대한 전형적인 예가 바로 TMS다. 하지만 우리는 마음이 몸에 영향을 미치는 화학적·물리학적·세포생물학적 기제를 이해하지 못하고 있다. 그럼에도 마음은 여전히 신체 반응을 촉발시키고 있다. 이제부터 TMS의 작동 기제를 설명하려 한다.

자율신경계

TMS는 뇌에서부터 시작한다. 분노나 불안처럼 억압된 감정은 자율신경계의 작동에 의해 특정 근육, 신경, 힘줄, 인대에 보내지는 혈류량을 감소시켜 이들 조직에 통증과 기능 이상을 일으킨다. 자율신경계는 뇌의 하부 시스템으로서 신체의 불수의不隨意적 기능을 총괄한다. 심장이 얼마나 빨리 뛸 것인지, 소화를 위해 얼마나 많은 양의 위산이 분비될 것인지, 얼마나 빨리 호흡할 것인지 등을 결정해서 인간의 신체가 최적의 상태로 작동하도록 하는 것이다. 모든 동물이 공통적으로 갖고 있는 소위 '투쟁-도주 반응'이란 것도 바로 이 자율신경계에 의해 작동된다.

위급 상황에 처하면 신체의 모든 기관과 계통은 그에 대한 적절한 준비를 갖추게 되는데, 자신이 처한 위험을 신속하게 처리하기 위해 특정 기관은 작동을 완전히 멈추는 경우도 있다. 대개 소화나 배설기관의 기능은 거의 멈추며 심장박동이 빨라지고 위험 상황에서 도주하거나 맞붙어 싸우는 데 필요한 근육과 같은 기관에 다량의 혈액이 공급된다. 자율신경계는 이처럼 중요한 역할을 하는 것이다.

자율신경계가 혈류량을 조절하는 메커니즘은 매우 정교해서 자신이 원하는 대로 혈류량을 늘렸다 줄였다 할 수 있고, 또 그렇게 하는 데는 위에서 말한 것처럼 매우 합당한 이유가 있다. 따라서 합당한 목적이 없어 보이는

TMS에서 관찰되는 자율신경계의 역할은 비정상적인 것이라고 생각할 수도 있다. 이 경우 자율신경계는 신체의 정상적인 기능을 도와주지도, 투쟁-도주 반응을 도와주지도 않는 것처럼 보인다. TMS에서 자율신경계를 통한 반응이 나름대로 심리적인 목적이 있음을 앞에서 살펴보았지만 통증이나 기타 심각한 증상을 일으키는 것은 여전히 비정상적인 반응이라고 생각되는 것이다.

산소 결핍

앞에서 분노나 불안과 같은 억압된 감정에 직면하면 자율신경계가 특정 근육, 신경, 힘줄, 인대에 공급하는 혈액의 양을 줄인다고 가정했다. 이것이 혈관 수축에 의한 국소빈혈ischemia이다. 이는 특정 조직이 평소보다 적은 양의 산소를 공급받음으로써 통증, 저림, 쑤심, 무기력감 등의 다양한 증상을 보이는 것이다. 이는 생리적 과정에 있어 산소가 얼마나 중요한 역할을 하는지 보여주는 사례다. 산소량이 정상 수준 이하로 떨어지면 몸은 경고 신호를 보낸다.

 그렇지만 자율신경계의 목적이 주위 환경에 대해 신체의 최적 기능을 유지하는 것이라면 통증이나 기타 불쾌한 증상을 만들어내는 TMS의 경우에는 해당되지 않는 것처럼 보인다. 이는 아주 특이한 것처럼 보이지만 사실 이 경우에도 TMS라는 반응을 일으키는 데는 분명 그럴 만한 이유가 있다고 봐야 한다. 그 이유란 앞에서 말한 것처럼 억압하고 싶은 불쾌하고 고통스러운 감정들로부터 자신의 주의를 다른 곳으로 돌리는 것이다. 마음은 정서적 고통보다는 신체적 고통이 오히려 더 견딜 만하다고 판단한 듯하다. 이런 각도에서 보면 TMS 반응이 전혀 비논리적인 것만도 아니다.

산소 결핍의 사례

산소 결핍이 통증의 원인이 된다는 사실을 어떻게 알 수 있는가? 첫째, 긴장과 불안에 대한 신체 반응 중 상당수가 비정상적인 자율신경계의 작동에 의한 것이다. 몇 년 전만 해도 위궤양을 치료하기 위해 위장으로 가는 자율신경을 차단하는 수술이 흔했다. 위궤양뿐만 아니라 경련성 대장염, 긴장성 두통, 편두통 같은 증상들도 마찬가지 작동에 의한 것이다. 따라서 TMS의 병리생리학도 자율신경계의 작동에 의한 것이라고 생각하는 것이 논리적이다.

TMS가 자율신경계의 작동에 의한 것이라면 근육과 신경에 가장 큰 영향을 미칠 수 있는 것은 혈액에 의한 순환계통을 통해서이다. 근육과 신경에 혈액을 공급하는 가느다란 혈관들(소동맥)은 조금만 수축돼도 해당 조직에 공급되는 혈액의 양이 줄어들고 그 결과 산소 결핍에 의한 통증이 발생한다.

TMS에 의한 생리적 변화가 산소 결핍에 의한 것이라는 사실은 임상적으로 증명된다. 투열요법diathermy : 전기 투열 및 그에 의한 요법이나 초음파기기를 통해 근육에 열을 가하면 통증이 일시적으로 사라지고, 마사지나 운동도 통증을 줄이는 데 도움이 된다. 열, 마사지, 운동 이 세 가지는 근육에 공급되는 혈액의 양을 증가시키는 것으로 알려져 있다. 혈액량이 증가한다는 것은 산소 공급이 증가하는 것을 의미한다. 만약 더 많은 산소가 공급되어 통증이 줄어들었다면 산소 결핍이 통증의 원인이라는 설명은 논리적이다.

산소 결핍이 통증의 원인이라는 사실에 대한 실험 증거도 있다. 1973년 독일의 파스벤더H.G.Fassbender와 베그너K.Wegner는《류머티즘의 형태학과 병리학》(32권, 355쪽)이라는 잡지에 허리 통증 환자의 근육을 검사해본 결과 산소 결핍을 암시하는 세포핵의 미세한 변화를 발견했다는 내용의 보고서를 실었다.

TMS에 있어 산소가 얼마나 중요한 역할을 하는지 보여주는 최근의 연구도 있다. 연구를 통해 섬유근육통fibromyalgia 환자의 근육에 공급되는 산소의 양이 더 적다는 사실을 발견했다. 그 전형적인 예가 1986년《스칸디나비아 류머티즘 저널》(15호, 165쪽)에 '근육통에 나타나는 근육조직의 산소압력(룬드N. Lund, 벵슨A. Bengtsson, 토베리P. Thorborg 저)'이라는 제목의 논문에 나와 있다. 그들은 새로 개발된 정밀한 검사 장비를 이용하여 그들은 근육에 포함된 산소의 양을 정확하게 측정할 수 있었고 그 결과 섬유근육통 환자의 근육에는 산소가 더 적다는 사실을 발견했다.

이로써 내가 오랫동안 주장해왔듯이 섬유근육통이 TMS와 같은 증상임을 알 수 있다. 나는 섬유근육통 진단을 받은 환자를 많이 경험했는데 그들의 병력이나 신체검사 결과를 통해 볼 때 심각한 TMS 증상과 동일했다. 섬유근육통 환자의 근육에 경미한 산소 결핍이 나타난다는 사실로 미루어본다면 TMS 통증의 원인도 역시 산소 결핍일 것이라고 추론해볼 수 있다.

이미 언급했듯이 TMS는 매우 다양한 방식으로 나타날 수 있다. 그리고 섬유근육통도 TMS의 일종이라는 것은 분명하다. 섬유근육통 환자들은 근육 여기저기에서 통증을 느끼며 불면증, 불안, 우울증, 만성피로 등 심각한 TMS 증상을 겪고 있다. 이 모든 증상은 환자의 내면에 억압된 감정, 특히 분노의 수준이 높다는 것을 반증하고 있다.

그러나 대부분의 의사들은 이런 설명을 인정하지 않는다. 왜냐하면 몸의 질병은 몸 안에서 원인을 규명해야 한다는 기본 원칙을 위반하는 것이기 때문이다. 그들은 요통과 같은 신체 현상이 뇌에서부터 시작된다는 생각을 받아들이지 못한다. 이로 인해 환자들이 계속해서 잘못된 진단을 받게 된다면 환자들로서는 비극이 아닐 수 없다.

산소 결핍의 결과

근육

산소 결핍이 왜 통증을 일으키는가에 대해서는 일부 밝혀진 바도 있지만 여전히 알 수 없는 부분도 있다.

산소 결핍이 고통스러운 첫째 요인은 근육에 경련이 일어나기 때문이다. 이것은 매우 고통스럽지만 통증이 지나가고 나면 근육은 더 이상 경련을 일으키지 않는다. 내가 진료했던 수천 명의 환자들을 보면 통증이 있던 근육이 다시 경련을 일으키는 경우는 거의 없었다.

산소 결핍이 통증을 일으키는 둘째 요인은 1952년 발표된 홈스Holmes 박사와 울프Wolfe 박사의 '삶의 여러 상황과 정서가 통증에 미치는 영향'이라는 논문(《정신신체의학》 14호, 18쪽)에서 제기되었다. 그 논문에서는 근육의 화학작용이 바뀌어 유산乳酸, lactic acid의 물질대사(생물이 영양물질을 섭취하고 필요하지 않은 생성물을 몸 밖으로 배출시키는 작용)로 생기는 화학물질 때문에 통증이 생긴다고 했다.

근육 경련, 화학물질의 증가와 같은 증상은 산소 결핍으로 인해 근육 통증을 호소하는 장거리 달리기 선수들에게서 흔히 볼 수 있다. 근육 통증은 저절로 나타나든 손으로 눌렀을 때 나타나든 모두 가벼운 산소 결핍이 있다는 증거다. 그렇다고 해서 근육이 긴장되어 있다는 의미는 아니다. 이 정도의 산소 결핍으로 인해 근육 조직이 손상을 입는 일은 없다.

압통점

압통점trigger points은 목, 어깨, 허리, 엉덩이 등에 압박을 가했을 때 통증이 느껴지는 부위를 말한다. 눌렀을 때 통증을 느끼는 부위가 정확히 어디인가에 대해서는 논란이 많지만 대부분 근육에서 통증을 느낀다는 점에는 동의한다. 그러나 섬유근육통 연구에 앞장서온 류머티스 연구자들은 압통점을 TMS가 아닌 다른 맥락에서 이해하기 때문에 이 단어를 잘 사용하지 않는다. 나는 이 단어를 좋아하지도 싫어하지도 않는다. 왜냐하면 근육의 약한 부위를 뜻하는 이 단어는 단지 산소 결핍이 가장 심한 신체 부위를 가리킬 뿐이기 때문이다. 이 약한 신체 부위는 TMS에 걸리기 쉬운 사람들에게는 설사 통증이 없다 하더라도 평생 사라지지 않는다는 증거가 있다.

1장에서 TMS 환자 대부분이 신체의 여섯 곳에 이런 약한 지점을 갖고 있다는 것을 이야기했다. 여섯 곳이란 양 엉덩이의 바깥쪽, 허리 양쪽, 양 어깨다. 이 연약한 지점이 TMS의 가장 대표적인 특징으로 통증이 사라진 후에도 이 압통점은 사라지지 않는다. TMS의 발생에 있어 뇌가 이들 근육의 압통점을 선택했다는 것을 아는 것이 무엇보다 중요하다.

신선한 산소를 많이 호흡하면 통증이 가라앉느냐고 묻는 환자들이 있지만 아쉽게도 이것은 도움이 되지 않는다. 뇌가 산소 결핍 상태를 의도한다면 혈액 속에 아무리 산소량이 풍부해도 산소 결핍 상태가 되고 마는 것이다.

신경

신경 조직은 근육보다 더 민감하고 정교하다. 산소가 부족하면 신경이 손상되기 때문에 통증이 온다. 이는 신경이 근육과 다른 점이다. 근육은 산소가 부족해도 조직이 손상되지 않지만 훨씬 민감한 조직인 신경은 가벼운 산소 결핍에도 쉽게 상처를 입고 뇌에 경고를 보내기 위해 통증이 시작된다. 따라서 우리는 TMS 환자의 신경 통증을 하나의 위험신호로 간주한다.

TMS 환자들이 겪는 신경과 관련된 증상은 무척 다양하다. 저리고 따끔따끔 쑤시고 열이 나기도 하고 꽉 조이는 것 같기도 한 다양한 증상이 나타난다. 통증을 포함한 이런 느낌들은 해당 신경과 관련된 신체 부위에 나타난다.

신경은 뇌와 신체 각 부위를 연결시키는 전선과도 같다. 뇌가 의도하는 대로 몸을 움직이기 위해 신호를 보내고, 또 반대로 신체의 감각 정보를 뇌에 전달하기도 한다. 예를 들어 몸의 일부를 핀으로 찌르면 통증이라는 정보가 신경을 통해 뇌로 전달된다. 만약 신경이 손상되었다면 그 신경과 관련된 신체 부위에 통증을 느낄 것이다.

　예를 들어 좌골신경에 공급되는 산소가 부족하다면 좌골신경과 관련된 신체 부위인 다리의 어느 곳이든 통증을 느낄 수 있다. 좌우의 좌골신경은 각각 다리 한쪽씩과 관계가 있기 때문에 통증은 다리의 어느 곳이든 다양한 모습으로 나타날 수 있다. 다리 후면에 전체적으로 통증을 느끼는 사람도 있고 다리 아래쪽에서 통증을 느끼는 사람도 있다. 혹은 허벅지나 종아리, 발바닥이나 발등처럼 다리의 일부에서 통증을 느낄 수도 있다. 목이나 허리 통증은 없고 오직 팔과 다리의 통증만 있는 경우도 있다.

　상부척수신경upper lumbar spinal nerve에 문제가 있는 경우 대퇴부나 사타구니에 통증이 있을 수 있다. 심지어 아랫배가 아픈 경우도 있다. 생식기관은 하부천골척수신경lower acral spinal nerve의 지배를 받지만 간혹 음낭이나 음순에 통증을 느끼는 사람도 있다. 등과 허리의 근육이 신체 어느 부위와 관련되는지는 1장에서 이야기했다.

　신체의 감각정보를 뇌에 전달하는 신경섬유를 감각신경섬유sensory nerve fibers라고 한다. 한편 운동섬유는 감각신경섬유와 반대 방향으로 움직이는데, 뇌에서 근육으로 신호를 보내 근육이 수축된다. 근육이 아주 강하게, 그리고 계속적으로 수축되어 있는 상태를 경련이라고 한다. 근육 경련은 비정상적인 상태로서 매우 고통스럽다.

　대부분의 신경은 좌골신경처럼 감각신경과 운동신경이 혼합되어 있다. 이 때문에 신경에 손상을 입으면 감각과 운동에 이상이 나타나게 된다. TMS 증상은 환자에 따라 무척 다양하다. 통증, 콕콕 찌름, 저림, 화끈거림, 꽉 조임 등과 같은 신체 감각적 이상만 나타날 수도 있고, 드문 경우이기는 하지만 운동감각의 이상만 나타날 수도 있다. 그러나 대부분의 경우는 이 둘이 함께 나타난다.

힘줄과 인대

TMS 증상은 신체가 나타내는 미묘한 반응으로, 신비로운 부분이 있지만 그 중에서도 가장 이해하기 어려운 것은 힘줄과 인대가 관련된다는 점이다. 팔꿈치, 어깨, 무릎의 건염이 TMS 치료와 함께 사라지는 것을 보면 이것도 TMS의 증상이라고 보아야 할 것이다. 그렇다면 어떤 생리적 변화에 의해 힘줄과 인대에 통증을 느끼는가?

건염은 염증 때문에 생긴다고 생각해왔으나 그 근거는 확실치 않다. 건염도 TMS의 일종이기 때문에 역시 산소 결핍을 의심해볼 수 있다. 힘줄에는 혈관이 없지만 힘줄도 살아 있는 조직이어서 영양분과 산소가 공급되어야 하므로 힘줄과 인대의 통증도 산소 결핍이 원인이라고 생각해볼 수 있다. 그 메커니즘이야 어쨌든 간에 힘줄과 인대도 불안과 분노로부터 주의를 돌리려는 뇌의 전략에 놀아나는 것이 분명하다. 그리고 건염도 분명히 또 하나의 TMS 증상이다.

정리

TMS가 발생하는 생리학을 정리해보면 이렇다. 즉 TMS는 특정한 정서 상태가 자율신경계를 통해 특정 근육, 신경, 힘줄, 인대의 혈관 수축과 산소 결핍을 일으키면서 발생한다. TMS의 주요 증상인 통증과 감각의 이상(저림, 콕콕 찌르는 듯한 느낌), 운동신경의 이상 역시 산소 결핍 때문에 생기는 것으로 이해해야 한다.

그렇다면 왜 마음은 이러한 근육, 신경, 힘줄, 인대를 통해 TMS 증상을 드러내는가? 그에 대한 해답을 찾기란 쉽지 않다. 인간 마음의 진화의 현 단계에서 볼 때 뇌의 전반적인 작동방식이나 언어, 사고, 기억의 과정은 아직도 베일에 싸여 있다. TMS의 메커니즘은 인간의 두뇌가 가진 또 하나의 알 수 없는 미스터리다.

TMS 생리학에 대한 이해는 학문적인 관심의 대상이 될 수 있을지 모르지만 그에 대한 이해가 필수적인 것은 아니다. 우리는 TMS를 치료할 수 있는 방법을 알고 있기 때문이다. 어떻게 장담할 수 있는가? TMS의 진짜 원인을 알기 때문이다. 통증과 기타 증상으로 이어지는 근육, 신경, 힘줄, 인대의 물리적·화학적 변화는 심리적 이유로 시작된 뇌의 작용의 결과이다. 신체 증상으로 나타나는 생리적 변화는 모두 분노와 불안으로부터 도망치려는 목적을 가진 것으로 이들 신체 조직의 과정에 너무 집착하면 오히려 증상을 지속시킬 수도 있다.

통증의 치료 4

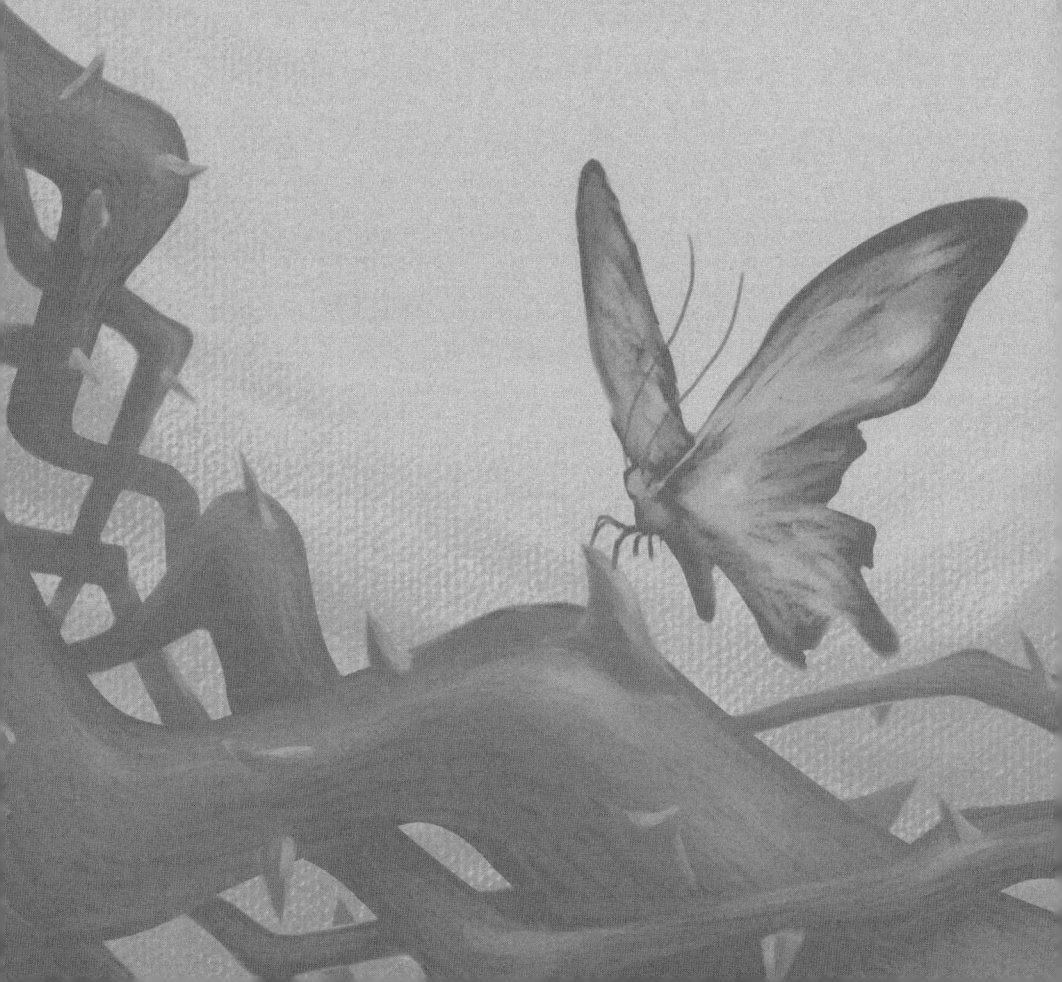

초기의 통증 치료

나는 TMS 치료법을 지난 17년간 계속 연구해왔고 발전시켰다. TMS 치료법은 통증이 마음과 몸의 상호작용의 결과로 생긴다는 분명한 개념에 근거하고 있다.

이런 생각이 처음 떠올랐을 때 나는 이를 환자들에게 말해주었다. 동시에 물리치료도 병행할 것을 요청했다. 당시에 나는 물리치료가 환자에게 해롭지 않을 것이라고 생각했다. 산소 결핍이 통증의 원인이라고 생각했기 때문에 물리치료를 통해 혈액 순환을 원활하게 하면 환자에게 도움이 되리라고 생각했던 것이다.

시간이 지나자 흥미로운 사실을 알게 되었다. 완치된 환자들은 대부분 통증이 정서적 요인 때문이라는 점을 잘 받아들인 이들이라는 사실이다. 또한 통증이 사라진 사람들 중에는 통증의 원인이 마음에 있다는 내 진단에는 회의적이었지만 운동요법에는 적극적인 사람들도 있었다. 그리고 특정 물리치료사가 다른 이들보다 더 치료율이 높은 경우도 있었다. 이런 관찰을 토대로 나는 두 가지 결론에 이르렀다.

1. 통증 치료의 가장 중요한 요소는 환자가 자신의 마음에서 일어나는 일을 알아야 한다는 점이다. 이 경우 환자에게 제공되는 정보는 일종의 페니실린과 같다.
2. 어떤 환자들은 특정 물리치료에 대해 플라시보 반응을 보인다. 플라시보 효과가 나쁜 것은 아니다. 다만 대개 일시적인 효과만 보인다는 데 문제가 있다. 그러나 우리의 목적은 완벽하고 지속적인 치료법을 찾는 것이다.

마음에서 일어나는 일을 환자에게 인식시키는 것이 치료에 가장 중요한 요소라는 사실을 처음에는 이해하기 어려웠다. 이것은 일종의 지식요법knowledge therapy이라고 할 수 있는데 당시의 나에게는 전혀 얼토당토않은 이야기처럼 들렸다. 그러나 지식요법은 효과가 좋아서 치료 성공률이 높았다. 나는 자세하게 설명할 수는 없었지만 마음에서 진행되는 이 모든 과정을 알 것 같다는 일종의 느낌을 가질 수 있었다. 이는 그다지 당황스러운 느낌은 아니었다. 왜냐하면 우리는 결국 그 작동 방식에 대해 거의 아는 바가 없는 뇌의 작용을 다루고 있는 것이니까.

이 기간 동안 나는 일군의 유능한 물리치료사들과 함께 긴밀히 작업했다. 이들 치료사들은 모두 TMS에 대해 배웠고 자신의 물리요법에 심리적 요소를 결합하여 치료를 진행했다. 그들이 나를 대신해 내 이론을 실험해준 것이다. 그후 내가 물리요법을 완전히 중단하게 된 것은 나로서는 어려운 결정이었다. 왜냐하면 그들은 헌신적으로 나를 도와주었기 때문이다.

또한 치료 초기에 하워드 러스크 재활의학연구소의 심리학자들과도 긴밀한 관계를 형성하여 오늘까지도 유지하고 있다. 나는 그들로부터 심리학의 많은 부분을 배울 수 있었고 그들은 정신 치료가 필요한 환자들에게 큰 힘이 되어주었다. 우리는 마치 하나의 팀처럼 움직였다.

다소 늦은 감이 있었지만 1979년 나는 환자들을 일종의 강의-토론 프로그램에 초청했다. 한 해 두 해 지나면서 깨달은 것은 TMS에 대한 환자 교육이 치료의 핵심 요소라는 점이었다. 정신분석이나 정신 치료를 꽤 오랜 기간 받아왔지만 통증이 여전히 가시지 않는 환자들도 있다는 사실을 통해 볼 때 심리적 통찰력을 갖추는 것만으로 부족하며 환자가 TMS에 관한 사실들을 알아야만 통증이 사라진다는 것을 알 수 있었다. 1시간짜리 강의를 4회에 걸쳐 하고 나중에는 2회에 걸친 2시간짜리 토론으로 이어졌다. 처음 두 시간 강의는 TMS의 생리학과 진단에 관해서, 다음 두 시간 강의는 TMS의 심리학과 치료에 관해서 이야기했다.

이 강의를 계획한 이유는 분명했다. TMS 환자를 치료하는 데 있어 정보가 중요한 요소라면 환자들에게 TMS가 무엇인지 교육시키는 것이 중요했기 때문이었다. 좀더 구체적으로 말하면 환자들은 자신이 무엇을 갖고 있지 않으며(모든 신체 구조적인 진단을 갖고 있지 않다), 또 무엇을 갖고 있는지(TMS가 있다)를 알아야만 했던 것이다. 신체적 관점에서 볼 때 TMS는 해롭지 않다. 따라서 그것에 관해 걱정할 필요는 없다. 신체 동작에 관한 주의사항들도 불필요하다. 이런 주의사항들은 환자의 공포심만 키워 치료에 방해가 될 뿐이다.

현재의 치료 개념

통증의 목적이 환자로 하여금 몸에 주의를 돌리도록 하는 것이고, 내 강의 프로그램을 통해 환자가 신체 증상을 무시하고 심리적인 면에 초점을 맞추게 되었다면 이제 통증은 자신의 쓸모를 잃어버렸다고 생각해도 좋을 것이다.

그렇지 않고 통증이 자신의 주의를 신체로 돌리려는 목적을 갖고 있다는 사실을 모르는 한 통증은 사라지지 않는다. 이에 대한 자각이 확실하게 형성되면 더 이상 속임수가 먹히지 않게 되어 통증도 멈춘다. 단지 머리로 이해하는 것만으로는 부족하다. 그런 생각이 완전히 머릿속에 자리잡아야 한다. 다시 한번 말하지만 이 경우 환자에게 주어지는 정보가 가장 중요한 역할을 한다.

다음 그림은 이 메커니즘을 잘 보여준다. 2장에서 말한 불쾌한 감정들이 생겨나는 곳은 바로 마음의 기관인 뇌다. 따라서 화살표는 오른쪽 위로 그려진다. 그 바로 위에는 마음의 눈이라고 할 수 있는 의식적인 마음이 있다. 불쾌한 감정들이 무의식에서 억압되는 것은 바로 이 의식적인 마음이 그것들을 인식하지 못하게 하기 때문이다. 무의식 속에 억압된 감정들은 억압이 두려워 어떻게든 의식 표면으로 떠오르려는 경향을 갖게 되는데 이것이 바로 방어 기제다. 방어란 심리학적으로 말하면 의식적인 마음이 억압된 감정

통증의 치료

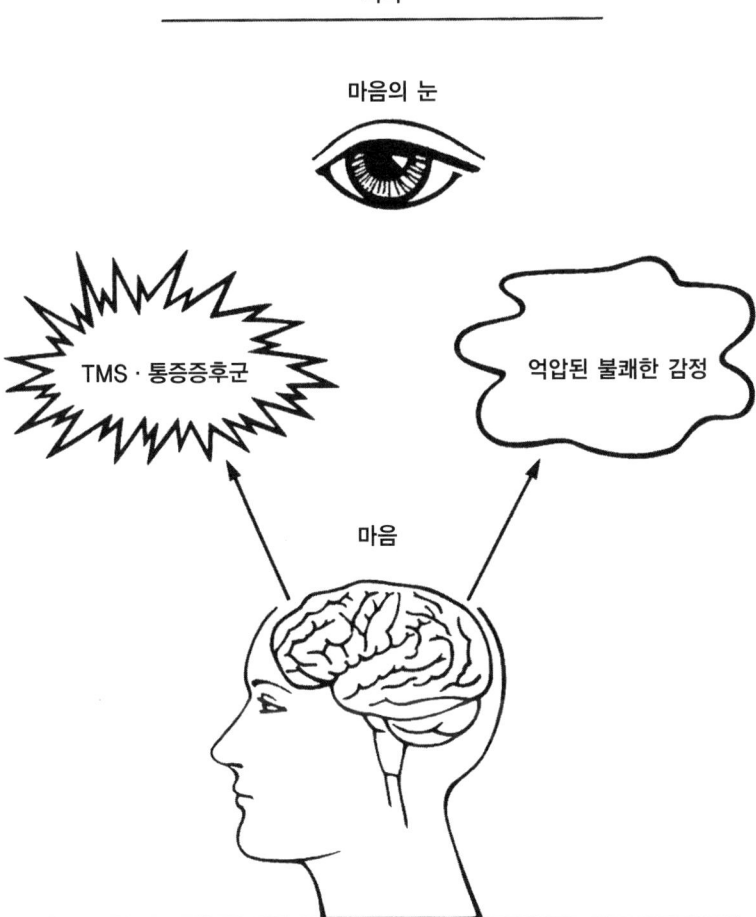

TMS가 신체로부터 감정으로 주의를 돌리는 과정

으로부터 다른 곳으로 주의를 돌리게 하는 모든 것을 지칭하는 말이다. 그 방어 기제의 일종으로 TMS가 생기며 이를 나타낸 것이 바로 왼쪽 위로 향하는 화살표다. 이제 환자는 신체에 나타나는 TMS의 다양한 증상에 온 주의를 쏟게 되어 오른쪽 상단의 불쾌한 감정을 경험하지 않아도 되게 되었다.

이 그림은 TMS에 관해 알아야만 통증이 사라지게 되는 이유를 잘 설명해준다. 즉 TMS는 환자의 주의를 온통 끌 만큼 심각한 질환이 아니며, 오히려 위장술에 불과하기 때문에 그것을 두려워하기보다는 마음껏 비웃어줄 필요가 있다. 대부분의 신체 구조적 진단은 아무런 도움이 되지 않는다. 환자가 주의를 기울여야 하는 것은 바로 억압된 감정이라는 점을 확신할 수 있어야 하는 것이다. 이런 과정을 통해 TMS가 더 이상 쓸모없도록 만들어버릴 수 있다. 즉 이제 TMS는 의식적 마음의 주의를 끌 만한 능력을 상실했고 방어 기제는 실패하고 만 것이다. 따라서 통증이 지속될 이유가 없다.

이 설명이 마치 공상과학소설의 이야기처럼 들린다 하더라도 나는 지난 17년간 수천 명을 상대로 한 치료 경험이 이를 입증한다는 말밖에 할 수 없다.

이를 잘 보여주는 사례를 하나 소개하고자 한다. TMS 치료 프로그램을 잘 받아 통증이 사라진 여성이 있었다. 그녀는 내 강의를 듣고 몇 주일이 지나자 통증이 사라져 테니스, 조깅 등 예전에 했던 운동을 마음껏 할 수 있었다. 치료 프로그램을 마친 후 9개월이 지난 어느 날 그녀는 조깅을 하다가 고관절 바깥쪽에 새로운 통증이 생겼다. 이 역시 TMS 증상이었다. 나중에 그녀는 어떻게 된 일인지 자세하게 설명해주었다.

동네 의사를 찾아갔더니 고관절에 점액낭염이 있다고 하며 엑스선을 촬영하고 주사와 약을 처방해주었다고 한다. 전화상으로 그녀는 당시 3주일 동안이나 무척 고통스러웠다는 말을 했다. 나는 동네 의사의 진찰을 그대로 받아들인 그녀를 몹시 꾸짖었다. 나와 통화하고 난 후 그녀는 잠시 멈추어서서 자신을 되돌아보고 어리석은 짓을 한 자신에게 몹시 화를 냈다고 한다. 자신을 되돌아보았다는 것은 뇌와 많은 대화를 나누었다는 말이다. 그러자 2분도 채 지나지 않아 통증은 거짓말처럼 사라졌고 다시는 재발하지 않았단다. 그녀는 통증이 너무 순식간에 사라져서 무척 놀랐지만 다시 조깅을 했고 운동 중 몸을 다칠지 모른다는 걱정은 더 이상 하지 않았다.

이 사례는 치료하는 데 정보가 핵심적 요소라는 점을 보여주고 있다. 그녀는 이미 TMS 프로그램을 들었던 터라 TMS의 개념을 마음속으로부터 인식하고 있었다. 따라서 그렇게 빠른 시간에 통증이 사라질 수 있었던 것이다. 만약 그녀가 TMS에 관한 교육을 받은 적이 없었다면 통증이 그렇게 빨리 사라지지는 못했을 것이다. 이미 강의를 들었던 적이 있었기 때문에 고관절의 통증이 또 하나의 TMS 증상이라는 것을 빨리 눈치챘고 통증이 거짓말처럼 사라졌던 것이다. 통증은 이제 더 이상 신체 질환으로서 그녀의 주의를 끌지 못했다. 감정의 영역으로부터 그녀의 주의를 회피시키는 역할을 하지 못한 것이다.

그렇다면 당신은 "왜 그녀는 통증이 재발했습니까?"라고 물을 것이다. TMS 통증이 재발하는 것은 언제나 분노와 불안 등의 억압된 기분 나쁜 감정들이 있다는 것을 의미한다. 이제 당신은 "선생님의 치료 프로그램은 분노나 불안 등이 더 이상 생기지 않도록 하는 것이 목적이 아니었나요? 왜 이런 부정적인 감정들이 다시 생기는 것입니까?"라고 물을지도 모르겠다.

그 환자가 새로운 부위에 통증이 생겼다는 사실은 뇌가 억압된 감정을 숨기기 위해 여전히 TMS를 도구로 사용하려 하고 있음을 의미한다. 나는 이 점에 관해 그녀와 이야기를 나누었다. 다시 한번 그런 일이 일어나면 정신 치료를 받아볼 필요가 있다는 점을 이야기해주었다.

이 주제는 2장에서 이미 다루었지만 여기서 다시 한번 강조해야 할 것은 인간의 마음속에는 이런 억압된 감정들을 처리하는 방식에 관해 서로 상충되는 힘 같은 것이 존재한다는 점이다. 억압된 감정을 그 불쾌한 내용에도 불구하고 의식 수준으로 끌어올리려는 힘(더 이상 적합한 단어를 찾을 수 없다) 같은 것이 존재한다는 말이다. 만약 억압된 감정이 잠재의식 속에 그냥 머물러 있게 되어 있는 것이라면 TMS처럼 환자의 주의를 다른 곳으로 돌리기 위한 증상이 나타날 리 없다. TMS가 존재한다는 것은 마음속 무엇인가가 불쾌한 감정을 겉으로 드러내려 한다는 것을 의미한다.

어떤 이는 이를 일종의 순환논법이라고 할지 모르겠지만 수많은 심리학 문서를 보면 인간이 불쾌하고 고통스러운 감정을 회피하기 위해 다양한 행동을 동원하는 것을 알 수 있다. 대표적인 것이 세균공포증germ phobia이다. 이는 세균에 감염될까봐 하루에도 수백 번씩 손을 씻는 것이다. 어떤 이는 이를 강박노이로제compulsion neurosis라고도 부르는데 강박노이로제란 세균 감염이 두려워 강박적으로 손을 씻는 것을 말한다. 이런 비논리적인 행동은 환자가 처리하기 어려운 강력하고 무의식적인 감정에 대한 대체물이라고 알려져 있다.

TMS의 목적도 바로 이것이다. 즉 TMS도 두통, 편두통, 건초열, 심장박동수의 증가 등과 같은 신체 질환과 마찬가지로 환자의 주의를 신체에 묶어 두려는 목적이 있는 것이다.

치료 전략

TMS 치료 프로그램에서 핵심적인 것은 다음 두 가지다. TMS에 관한 사실을 알고 그 작동 과정을 이해하는 것이 그 하나고, 그것에 기초해서 행동하고 뇌의 습관을 바꾸는 것이 두 번째이다.

심리적으로 생각하라

환자는 통증의 원인이 무엇인지, 뇌가 어떻게 잘못 작동하는지에 관한 모든 것을 알아야 한다. 이에 대해서는 1장과 3장에서 이미 다루었다. 다음으로 통증의 심리학, 즉 인간은 오늘날과 같은 환경에서 많은 분노와 불안을 만들어내고 있으며, 성격이 강박적이고 완벽주의적인 사람일수록 분노나 불안의 양도 크다는 사실을 알고 있다. 그 다음으로 환자가 해야 할 것은 자신의 주의를 통증이 일어나는 몸에 두지 말고 심리적으로 생각하는 습관을 들이는 일이다. 나는 환자들이 통증을 느낄 때마다 의식적으로 그리고 강제적으로라도 주의를 집안문제, 돈문제 등의 걱정거리를 비롯한 심리적 요인으로 돌려볼 것을 권한다. 그것은 뇌에게 더 이상 통증의 속임수에 넘어가지 않겠다는 메시지를 전달하는 것이다. 그 메시지가 마음속 깊이 각인될 때 통증은 사라질 것이다.

이것은 아주 중요한 문제를 제기한다. 모든 환자가 통증이 즉시 사라지기를 원하는데 즉시 사라지지 않는다면 그들은 이렇게 말할 것이다. "좋아요. 선생님이 하시는 말씀을 확실히 이해하겠어요. 그런데 통증이 왜 사라지지 않는 거죠?"

에드나 빈센트 밀레이Edna St.Vincent Millay의 시의 마지막 행을 보면 통증이 즉각 사라지지 않는 이유를 알 수 있다.

명민한 머리가 단번에 포착할 수 있는 것이지만
내 가슴은 무척 느리게 받아들이네

'가슴'이라는 단어를 '잠재의식'으로 대체하면 의미가 더 분명해질 것이다. 의식적인 마음은 사물을 재빨리 포착할 수 있다. 그러나 잠재의식은 느리기 때문에 새로운 생각과 변화를 재빨리 수용하지 못한다. 이는 매우 다행스런 일인데 왜냐하면 잠재의식이 재빨리 모든 변화를 받아들일 수 있다면 인간은 매우 불안정한 존재가 될 것이기 때문이다. 그러나 사물을 빨리 변화시키고 싶어할 때면 우리는 이 둔한 잠재의식에 대한 참을성을 잃게 된다.

자, 그렇다면 통증이 사라질 때까지 얼마만큼의 시간이 필요할까? 내 경험으로 볼 때 강의를 듣고 2주일에서 6주일이면 대부분의 통증은 사라졌다. 다만 환자가 통증이 사라질 날을 손꼽아 기다리거나 정해진 시간이 경과되었는데도 통증이 사라지지 않는다고 실망한다면 시간이 더 길어질 수도 있다. 인간이 기계가 아닌 이상 통증이 사라지는 데 걸리는 기간에 영향을 미치는 요소는 다양하다. 불편한 감정이 얼마나 많이 억압되어 있는가?

오랜 기간 쌓인 분노는 얼마만큼인가? 이제까지 받아왔던 신체 구조적 진단을 얼마나 단호하게 거절할 수 있는가? 이처럼 다양한 요인이 관여하는 것이다.

뇌와 대화하라

또 한 가지 유용한 전략을 말하려고 하는데, 이는 다소 바보처럼 보일지 모르지만 나름의 장점을 갖고 있다. 환자가 자신의 뇌와 이야기를 나누는 것이다. 많은 환자들이 이런 방법으로 효과를 보았고 이제 이 방법을 적극적으로 환자들에게 추천한다. 이 방법은 통증이 있는 사람들이 통증의 무기력한 희생자로 전락하지 않고 자신의 처지에 책임을 갖도록 하는 것이다. 뇌의 기만전략에 더 이상 속아 넘어가지 않겠다고 단호한 메시지를 두뇌에 전달하는 것이다. 환자들은 실제로 이렇게 함으로써 통증을 물리칠 수 있었다. 110쪽에 소개한 여성의 경우가 바로 그렇다. 이것은 매우 유용한 전략이다.

신체 활동을 회복하라

환자가 할 수 있는 가장 중요하면서도 어려운 방법은 모든 신체의 동작을 회복하는 것이다. 이것은 몸을 굽히고 물건을 들고 조깅, 테니스 등의 운동을 하는 등 모든 신체 동작에 대한 두려움을 없애는 과정이기도 하다. 또한 몸을 굽히는 방법, 의자나 매트리스에 앉고 누울 때의 자세, 신발과 복대를 착용해야 한다는 등의 온갖 정확한 방법에 대한 의학적 미신을 떨쳐내는 과정이기도 하다.

허리, 어깨, 등에 관련된 의학계의 다양한 분야에서는 그들의 낡은 신체 구조적 진단을 통해 이 나라에 반불구의 환자들을 양산해왔다. 비록 어려운 과정이기는 하지만 환자들은 이제 신체 동작에 대한 두려움을 떨쳐버리고 정상적인 신체 동작을 회복해야 한다. 신체 동작을 회복하는 것은 정상적인 기능을 회복한다는 데 의미가 있을 뿐만 아니라 신체 활동에 대한 두려움에서 벗어나기 위한 목적도 있다. 신체 활동에 대한 두려움, 이것은 마음의 주의를 몸에 묶어두는 데 있어 통증보다 더 효과적이다.

현대의 위대한 철학자 스누피(만화《피너츠Peanuts》의 주인공)는 "당신의 마음을 감정적 문제로부터 다른 곳으로 돌리는 데는 몸의 통증만한 것이 없다"고 했다. 이런 스누피를 창조한 만화가 찰스 슐츠Charles M. Schultz는 분명 문제에 대한 통찰력을 지닌 사람임에 틀림없다.

이제 나는 통증 그 자체보다 통증으로 인한 신체 활동의 제약이 더 큰 문제라고 생각하게 되었다. 따라서 환자들은 단계적으로 활동에 대한 공포심을 극복하는 것이 시급한 문제다. 이 극복의 과정이 없으면 환자는 계속해서 통증이 재발할 수밖에 없다. 앞에서 공포심에 관해 언급했지만 이처럼 신체 활동에 대한 극도의 공포심을 신체활동공포증이라는 말로 표현하고 싶다. 이 공포심은 허리 통증을 지속시키는 중요한 요소가 된다.

나는 지난 17년간 격렬한 운동을 포함한 정상적인 신체 활동을 회복하라는 주문을 수많은 환자들에게 했지만 이 때문에 통증이 더 심해졌다고 말한 환자는 아무도 없었다.

따라서 나는 환자들에게 TMS 진단에 대한 확신이 섰고 그 결과 통증이 현저히 줄어들었다면 정상적인 신체 활동을 재개하라고 권한다. 그렇지 않고 섣불리 정상적인 동작을 회복하려 하다 보면 통증이 더 심해질 수 있고 겁에 질려 치료 과정이 더디게 될 수도 있기 때문이다. 환자들은 신체 동작과 함께 통증이 생긴다는 사실에 조건화되어 있기 때문에 내 진단에 대한 강한 확신이 설 때까지는 이 조건화된 유형에 섣불리 도전하면 안 된다.

30대 중반의 변호사인 환자는 이 점과 관련하여 흥미로운 경험을 했다. 그는 치료 프로그램을 무사히 마치고 2~3주일이 지나자 허리 통증이 사라졌다. 다른 동작을 하는 데는 문제가 없었지만 끝내 한 가지 동작만은 두려워했는데, 그것은 달리기였다. 그는 너무 오랫동안 달리기가 허리에 좋지 않다는 얘기를 들어온 나머지 용기를 내지 못했던 것이다. 달리기보다 더 격렬한 운동은 할 수 있었지만 유독 달리기만 두려워했다. 그러기를 1년여, 그는 이것이 얼마나 어리석은 생각인지 절감하고 마음을 단단히 먹고 달리기를 시작했다.

아니나 다를까 통증이 재발했다. 이제 그는 달리기를 계속할 것인지 그만둘 것인지 기로에 서게 되었다. 그는 내게 전화를 걸어 조언을 청했지만 불행히도 나는 당시 휴가 중이어서 도움을 줄 형편이 못 되었다. 그는 계속 달리기를 하기로 결정했고 통증은 계속되었다.

그러던 어느 날 밤 이제는 허리가 아닌 등 쪽에 격렬한 통증이 시작되었다. TMS는 회복 과정에서 증상이 나타나는 부위가 흔히 바뀐다는 사실을 알고 있던 그는 자신이 이제 통증을 극복해가는 과정에 있음을 확신했다. 며칠 지나지 않아 등 쪽 통증도 사라졌고 그후에는 통증이 재발하지 않았다.

환자들은 TMS와 맞붙어 싸워야 한다. 그렇지 않으면 통증은 사라지지 않는다. 신체 동작에 대한 두려움을 극복하고 정상적인 동작을 회복하는 것이 치료에 가장 중요한 요소다.

모든 신체 치료를 멈춰라

TMS의 회복에 있어 중요한 또 한 가지 요소는 모든 물리요법이나 신체적 치료법을 중단해야 한다는 점이다. TMS 진단을 시작한 이후 12~13개월 동안 나조차도 환자들에게 물리치료를 처방해왔다는 사실은 시사하는 점이 있다. 내가 훈련받았던 낡은 전통의 틀을 깨는 데 그처럼 오랜 시간이 걸렸던 것이다. 물리치료를 처방하는 것은 문제 해결의 유일한 방법, 즉 환자에게 TMS에 대해 교육함으로써 마음에서 일어나는 무의식적 과정을 무력화시키는 것과 상충되는 것이다.

게다가 어떤 환자들은 물리치료사에게 모든 희망을 걸고 있어서 플라시보 효과를 보이기도 했다. 그러나 이런 경우 통증은 다시 재발했다. TMS를 치료하려면 통증과 그 치료에 대한 신체 구조적 설명은 모두 뿌리치는 것이 원칙이다. 그렇게 하지 않으면 통증은 사라지지 않는다. 교정술, 온열 치료, 마사지, 운동, 침 등은 모두 통증이 신체 구조에 문제가 있다고 가정한다. 따라서 물리적으로 치료가 가능하다는 믿음이 깔려 있다. 이런 가정과 믿음을 뿌리치지 못하면 통증은 사라지지 않는다.

환자들에게 그동안 허리를 치료하기 위해 하던 운동이나 스트레칭을 중단하라고 하면 대개 충격을 받는다. 그러나 중요한 것은 그런 신체적 치료법이 아니라는 점을 마음속 깊이 인식하는 것이기 때문에 모든 신체적 치료법을 중단할 수밖에 없다. 물론 건강을 위해서 하는 운동은 상관없다. 그것은 적극적으로 권한다.

통증 환자들이 매일매일 되새겨야 할 것

일일 준수사항이라고 할 수 있는 이 방법은 매우 중요하지만 이것에 너무 얽매일 필요는 없다. TMS 환자가 되새겨야 할 생각을 정리한 것인데, 매일 15분 정도 시간을 내어 조용한 곳에서 하루에 하나씩 되새겨보면 된다.

- 나의 통증은 TMS라고 불리는 증상 때문이다. 신체 구조 어딘가에 문제가 있는 것은 아니다.
- 통증의 직접적인 원인은 가벼운 산소 결핍이다.
- TMS는 신체에 무해한 증상으로 무의식에서 억압된 부정적 감정 때문에 생긴다.
- TMS는 그런 불쾌한 감정에 대한 회피책으로 내 주의를 몸으로 돌리려는 것이다.
- 내 허리는 문제가 없으므로 두려워할 것은 아무것도 없다.
- 따라서 어떤 신체 동작도 위험하지 않다.
- 모든 정상적인 신체 동작을 회복해야 한다.
- 나는 더 이상 통증에 얽매이거나 두려워하지 않을 것이다.
- 나는 통증보다는 문제의 원인인 정서에 주의를 더 기울일 것이다.
- 나는 스스로 나 자신을 통제할 수 있다. 무의식이 나를 통제하도록 하지 않겠다.
- 나는 언제나 신체보다는 마음을 생각할 것이다.

두 번째 강의와 토론을 마치면 이제 TMS에 관한 지식은 어느 정도 갖추었다고 생각된다. 그렇다면 이제 환자들은 이 지식이 마음속에 가라앉도록, 즉 잠재의식 수준에서 자신에게 완전히 내면화되도록 훈련을 받는다. 왜냐하면 TMS에 관한 지식을 습득하는 것만으로는 아직 충분히 치료에 도달할 수 없기 때문이다. 2~4주일 후 환자들은 내게 전화를 걸어 통증이 없어졌는지 이야기하도록 되어 있다. 나아지지 않았다면 다시 나를 찾아오라고 말하거나 아니면 자신처럼 별다른 효과가 없었던 환자들이나 몇 개월 혹은 몇 년 동안 통증이 없다가 다시 재발한 환자들의 소모임을 주선한다. 그 모임에서 환자들은 통증이 사라지지 않거나 재발하는 원인에 대해 서로 이야기를 나눔으로써 TMS의 과정을 훨씬 더 깊이 각인시킬 수 있게 된다.

소그룹 모임의 효과

가장 먼저 확인해야 할 것은 환자가 TMS 진단을 이해하고 수용하는가 하는 점이다. 50세의 사업가였던 남성의 경우를 예로 들어보자. 그는 내 수업에 참여하고 나서도 전혀 통증이 없어지지 않자 소모임에 참석했다. 그가 통증이 사라지지 않았던 이유에는 다음과 같은 것이 있을 수 있다.

- 그는 TMS라는 진단을 90퍼센트 이상 수용하지만 여전히 CT촬영이나 MRI에서 확인된 디스크탈출증이 자신의 통증과 관련 있다는 생각을 버리지 못하고 있다.
- 그는 여전히 교육 프로그램만으로 통증이 사라질 수 있다는 것을 믿지 못

하고 있다.
- 그는 TMS 진단을 인정하지만 여전히 신체 동작을 완전히 회복하는 데 대해 두려움을 느끼고 있다.

이상과 같은 심리적인 장애물은 뇌로 하여금 TMS를 지속시키게 한다. 이 남성은 증상을 여전히 신체 문제로 인식하고 있었다. 이런 인식이 지속되는 한 통증은 사라지지 않는다. TMS 진단에 대한 확신은 자신이 TMS라는 사실을 완전히 받아들일 수 있을 정도로 확고해야 한다.

그 옆에 앉아 있던 30대 주부는 정신없이 바쁜 나날을 보내고 있었다. 치료 프로그램을 이수한 후에도 전혀 통증이 낫지 않았는데 그녀는 이상할 것이 없다고 했다. 왜냐하면 자신의 생활은 여전히 정신없이 바쁘게 돌아가고 있으며 항상 피곤하고 자신이 할 바를 다하지 못했다는 죄책감 속에서 살고 있다고 했다.

나는 그녀에게 완벽주의적인 성향을 바꾸는 것은 불가능하고 집안일은 앞으로도 계속 많을 것이라고 말했다. 또한 TMS를 극복하기 위해서 성격을 바꿀 필요는 없으며 단지 성격과 환경이 함께 어울려 어마어마한 양의 분노와 불안을 만들어낸다는 사실을 인식하기만 하면 된다는 점을 지적해 주었다.

그렇다, 문제의 원인은 분노다. 그녀는 세 살 난 딸을 무척 사랑했지만 동시에 아이의 많은 요구에 대해 무의식적으로 화를 내고 있었다. 그녀는 자신이 화를 내고 있다는 사실을 알지 못했다. 그런 받아들이기 어려운 무의식 속의 감정을 인정하면 통증이 사라질 수 있다는 생각이 들기 시작하자 통증은 멈췄다.

그 뒷줄에 앉아 있던 45세의 남성은 건설 현장 감독으로, 3년 전 TMS 치료 프로그램을 이수하고 바로 지난주까지 아무런 통증도, 활동의 제한도 없었다. 그러던 중 갑자기 허리 경련과 격렬한 통증이 나타났다. 아마 예전에 치료 프로그램을 받지 않았더라면 통증 재발에 무척 놀랐을 것이다. 그는 왜 이제야 통증이 재발하는 것인지 감을 잡을 수 없었다.

"생활에 무슨 문제가 있는 것은 아닌가요?" 내가 질문했다. "별로 특별한 것은 없는데요." 그가 대답했다. "아내와 아이들 모두 별 문제없이 잘 지내고 있어요. 가족들 모두 건강하고 경제 형편도 그다지 걱정할 정도는 아닌데요." 그러나 급성 경련과 통증이 재발한다는 것은 심리적인 부담을 느끼고 있다는 증거였다. 이처럼 TMS는 심리적 바로미터라고 할 수 있다. 나는 계속 질문을 했고 마침내 그 남자는 직장에서 직원과 다툼이 있었고 또 상사로부터 비난을 받고 있다는 사실을 털어놓았다.

"그렇지만 내가 조절하지 못할 정도의 문제는 아닙니다." 하고 덧붙였다. 그러나 그는 자신이 문제를 조절한다 할지라도 여전히 어마어마한 양의 분노와 불안을 은연중에 만들어내고 있음을 인식하지 못했다. 인간의 잠재의식 속에는 항상 중요한 감정 활동이 진행 중에 있으며 우리는 경험으로 미루어 그런 감정이 존재한다는 것을 추측하고 예상하는 것 이외에 그것을 알 수 있는 방법이 없다.

그는 이제 내면에서 일어나고 있는 감정의 활동을 좀더 잘 인식할 수 있게 된 것이다. 그와 함께 통증은 가라앉을 것이며 다음부터는 스트레스를 받는 상황에 직면했을 때 내면의 심리작용을 좀더 잘 들여다볼 수 있게 될 것이다.

소그룹 모임을 통한 치료 효과는 뛰어났다. 환자들은 자신의 상황을 더 잘 인식할 수 있게 되었을 뿐만 아니라 다른 환자들의 경험으로부터 배우는 것도 많았다. 자신과 비슷한 곤란한 상황에 직면한 사람을 직접 대하는 것은 위안을 주는 일이다. 내 입장에서는 이 소그룹 모임을 통해 정말로 정신 치료를 받아야 하는 극소수의 환자들을 가려낼 수 있게 되었다.

정신 치료의 목적

환자들 중 95퍼센트 정도는 정신 치료가 필요하지 않지만 나머지 5퍼센트는 필요할 수도 있다. 이것은 단지 5퍼센트의 환자들은 분노나 불안, 그 밖의 억압된 감정의 양이 다른 환자들보다 많아 뇌가 '불쾌한 감정의 회피'라는 편리한 전략을 좀처럼 그만두려 하지 않는다는 것을 의미할 뿐이다.

정신 치료를 통해 이처럼 오랫동안 억압되었던 감정을 알게 되자 이것들이 너무나 고통스럽고 끔찍한 나머지 대면하기를 꺼려했던 환자도 있다.

그러나 이들이 정신병을 앓고 있는 사람은 아니다. 이들은 정상적인 삶을 살고 있다. 다만 자신이 알지 못하는 잠재의식 속에 부정적인 감정이 많을 뿐이다. 어릴 적의 경험으로 무의식에 분노가 쌓여 의식으로 드러나는 것을 두려워하는 것이다. 그러나 이미 말했듯이 나쁜 감정을 억압하려는 경향은 모든 인간에게 보편적이다. 단지 그 정도에 있어 차이가 날 뿐이다. 그것은 노이로제가 아니다. 그렇지 않다면 인간은 모두 노이로제에 걸렸다고 말해야 할 것이다.

어린 시절 심한 학대를 받은 경우처럼 억압된 감정이 강해서 그것을 인식하고 대처하기 위해 도움을 받아야 하는 사람들이 있다. 정신 치료의 역할은 바로 이것이다.

그러나 불행히도 우리 사회는 정신 치료에 대한 편견에 사로잡혀 있다. 정신 치료를 받은 사람은 정신이 약간 이상한 사람이 아닌가 생각하는 경향이다. 그러나 억압된 감정을 쌓아두는 것은 정신의 정상 혹은 비정상과는 상관없다. 이 문제에 대한 인식이 아직 미숙한 우리 사회에서 정신 치료를 받은 사람은 공직에 진출할 기회를 여전히 제한당하고 있다.

오히려 공직에 출마하는 사람 모두가 정신 치료를 받으면 이 나라가 좀 더 잘 다스려질 것이라고 생각한다. 그렇게 되면 고위직의 부패도 많이 줄어들지 않을까.

TMS 치료 프로그램에서 정신 치료와 관련하여 강조해야 할 것은 첫째, 전체 환자의 5퍼센트만이 정신 치료를 필요로 하고, 둘째, 그 5퍼센트에 속한다는 것이 전혀 부끄러운 일이 아니라는 점이다.

나는 TMS 치료 프로그램을 받는 환자들에 대해 무한한 존경심을 갖고 있다. 그들은 치료를 위해 극복해야 하는 결코 만만치 않은 장애물을 극복하는 용기를 보여주었다. 그 장애물이란 주위의 온갖 의심과 조롱이다. 또한 가족들로부터 끊임없이 들어온 조심하라는 조언들(물건을 들 때 조심해라, 허리를 굽히지 마라, 반드시 복대를 착용해라 등)도 치료에 방해가 될 수 있다. 이런 이유로 나는 가족들도 치료 프로그램에 함께 참여하라고 권유한다.

그러나 무엇보다 어려운 점은 교육 프로그램을 통해서 몸의 통증을 해결할 수 있다는 확신을 환자들에게 심어주는 일이다. 그것이 가능하다는 믿음을 주는 것이 내가 할 일이다.

추적조사

내 치료에 자신감을 주는 것은 교육 프로그램을 거쳐 간 환자들 대부분은 통증이 사라졌다는 사실이다. 1978년부터 1981년에 이르는 기간 동안 내가 치료했던 환자들에 대한 추적조사를 1982년 실시했다. 그 중 76퍼센트에 이르는 환자들이 거의 통증 없는 정상적인 삶을 살고 있었고 8퍼센트는 상태가 많이 호전되었으며 나머지 16퍼센트는 상황이 변하지 않았다. 환자들 중에는 교육 프로그램의 혜택을 전혀 못 본 이들도 있었고 또 당시의 프로그램은 지금처럼 정교하지 못했다는 점을 고려하면 이는 성공적인 것이다.

1987년 다시 한번 비슷한 형태의 추적조사를 해보았다. 이번에는 1983년에서 1986년에 이르는 시기 동안 CT촬영 결과 디스크 탈출이 확인되고 TMS 치료 프로그램을 이수한 환자들을 상대로 한 것이었다. 이번에는 88퍼센트의 환자가 거의 완치되었고 10퍼센트는 상태가 호전되었으며 단 2퍼센트의 환자만이 상태 변화가 없었다.

더 최근의 사례로는 1986년 성공적으로 치료받았던 저명한 저널리스트이자 작가인 토니 슈워츠Tony Schwartz가 《뉴욕 매거진》에 소개한 내용이다.

버니 시걸Bernie Siegel 박사가 내 치료 프로그램을 40명의 환자에게 추천했는데 그 중 39명의 환자가 통증이 말끔히 사라졌다는 것이었다.

로스앤젤레스 체다-시나이 외래병원의 조교수이자 내 동료인 마이클 시넬Michael Sinel 박사는 50명의 환자들에게 TMS 진단을 내리고 그들을 성공적으로 치료했다. 그의 작업 중 특기할 만한 것은 환자목록에 TMS 진단에 대해 그다지 동의하지 않는 환자들까지 포함시켰다는 점이다. 이렇게 불리한 조건에도 불구하고 그는 내가 이 책에서 제시한 기본 개념들만으로 75퍼센트에 이르는 환자들의 통증을 상당히 줄일 수 있었으며, 90퍼센트 이상 환자들의 신체 움직임을 현저히 개선시킬 수 있었다.

나는 의학 학술회의에서 동료들에게 TMS 치료 프로그램을 살펴보고 평가해줄 것을 요청한다. 이렇게 높은 치료 성공률은 언제나 의학계에서 의혹의 눈길을 받게 마련이기 때문이다.

물론 TMS 치료 프로그램의 성공률이 높은 데는 이유가 있다. 나는 환자와 상담을 시작하기 전에 TMS 진단에 회의적인 환자는 오지 말라고 부탁한다. TMS 진단을 마음속으로 받아들이지 못하는 환자들을 치료하는 것은 시간과 노력의 낭비다. 물론 실제로 TMS 진단을 선뜻 받아들이는 환자는 극소수에 불과하다.

이처럼 치료 성공률이 높은 것은 TMS라는 치료 개념을 믿는 사람들만 환자로 받기 때문이라는 비난이 있다. 그러나 나는 통증의 원인이 환자의 정서와 관련되어 있다는 생각을 받아들이는 환자들을 상대로 할 때 내 작업을 이어나갈 수 있다.

물론 대부분의 환자들은 나를 처음 찾아왔을 때 내 진단을 믿지 못한다.

내 진단의 논리를 환자들에게 설명해주고 확신을 심어주는 것이 내가 할 일이다. 왜냐하면 통증에 있어 정서의 역할을 인정해야만 뇌의 기만적인 작동을 멈출 수 있기 때문이다. 그리고 그것은 믿음이 아닌 지식과 학습에 의해 가능한 일이다.

외과의사는 수술 성공 가능성이 높지 않은 환자에 대한 수술을 피하려 하지 않는가? 내가 외과의사와 달라야 하는 이유가 있는가?

동료들로부터 흔히 받는 비판 가운데 하나는 목, 어깨, 허리 통증의 대부분이 TMS라는 단정은 너무 지나친 판단이라는 점이다. 그들은 "통증 환자의 30~40퍼센트는 TMS일 수 있지만 대부분이 TMS라는 것은 좀 지나치다"는 말들을 한다.

만약 통증 환자 중 30~40퍼센트가 TMS라면 그 30~40퍼센트 환자들에 대해 TMS라는 진단을 왜 그들 스스로 내리지 못하는가? 그것은 TMS 진단을 내리게 되면 오랫동안 품어왔던 진단 성향을 부정하고 통증에서의 정서적 요인을 인정하는 것이 되기 때문이다.

이런 치료 결과는 내 진단의 정확성과 치료 프로그램의 효율성을 뒷받침하는 탄탄한 근거다. 어쨌든 한두 명의 환자가 성공적으로 치료되는 것은 어떤 치료법이든 마찬가지다. 의학계에서는 그런 일이 항상 있어왔다. 가장 신뢰할 수 있는 자료는 무엇보다 성공적으로 치료된 환자의 수와 치료 성공률이다.

나는 환자의 심한 통증이 사라지지 않거나(어쨌든 약간의 통증은 누구나 경험할 수 있다) 두려움 없이 신체 활동을 마음껏 하지 못한다면 완치된 것으로 인정하지 않는다. 이미 말했듯이 만성 통증 환자에게는 신체 활동에 대한 두려움이 통증 그 자체보다 더 힘든 문제다.

실제로 내가 진찰했던 모든 환자들은 공포에 사로잡힌 죄수 같았다. 그 공포는 또다시 자신을 다치게 하거나 격렬한 통증이 재발하는 것에 대한 두려움으로서, 자신의 주의를 감정보다 신체에 집중시키는 데 있어 통증에 비해 효과적이다. 이 끈질긴 공포심으로부터 환자들을 해방시키는 것이 내가 할 일이다.

나는 이러한 메시지를 환자들에게 전달하기 위해 여러 가지 방법을 동원한다. 아래에 나열한 여러 조언들을 잘 받아들이는 환자도 있고 그렇지 못한 환자도 있다. 어쨌든 나는 모든 방법을 사용해본다.

"우리는 이제 당신이 감정으로 인한 신체 반응을 더 이상 나타내지 않게 하려고 합니다."

"당신이 잠재의식에 메시지를 보내는 방법을 터득했으면 합니다."

"당신의 통증을 치료하는 데는 지식이 가장 좋은 약입니다."

"아는 것이 곧 통증을 없애는 길입니다."

"마음을 들여다보는 지혜의 눈을 키우면 통증은 사라집니다."

"이제까지는 당신 자신도 모르게 잠재의식이 지배하도록 내버려둔 것입니다. 이제부터는 의식적인 마음이 주도권을 넘겨받도록 해보세요."

"속임수를 부리는 뇌에게 화를 내고 욕을 한다고 생각해보세요."

"TMS는 마음이 당신을 상대로 거짓놀음을 하고 있는 겁니다. 속아넘어가지 마세요."

"TMS는 당신 마음속에서 일어나는 감정의 문제로부터 도피하기 위한 속임수입니다."

"통증이 일어나는 것은 마음속의 부정적인 감정을 가리기 위한 위장술입니다."

"허리 구조의 이상은 대부분 노화에 따른 자연스러운 현상으로 위험하지 않습니다."

"뇌는 억압된 감정에게 정면 대결하기를 두려워합니다. 그래서 도망치려는 것이죠."

"통증이 생기면 마음껏 비웃거나 무시해보십시오. 그러면 뇌가 근육에 새로운 메시지를 보낸다는 것을 알게 될 겁니다."

"우리는 다모클레스Damocles의 칼(디오니시오스 왕이 연석에서 다모클레스 머리 위에 머리카락 하나로 칼을 매달아, 왕위에 따르는 위험을 보여준 일에서 유래됨)을 빼앗아 당신 손에 쥐어주려고 합니다. 이제 당신은 주도권을 넘겨받은 겁니다."

나는 치료 프로그램을 마친 후 다음의 시를 선물해준 환자 노마 퍼지스 Norma Puziss 부인에게 특별한 감사를 표하고 싶다. 이 시는 이제 치료 프로그램에 포함되어 있다.

마음으로 생각하세요, 몸이 아닌 마음으로요
이런 생각은 어쩌면 아주 바보처럼 보일지도 몰라요
하지만 누가 그런 생각을 해본 적이 있을까요
마음속 깊이 억압된 감정들이

심한 긴장을 만들어내고
심지어 TMS 같은 끔찍한 통증을 일으킨다는 사실을요
두려워할 건 아무것도 없어요!
나의 잠재의식, 당신은 듣고 있나요?
당신은 몸의 통증에 온갖 주의를 쏟고 있지요
환자들이 가장 무서워하는 그 통증에 말이지요
깊이 숨어 있는 심리적 긴장으로부터
환자의 주의를 다른 곳으로 돌리려는 것이지요
그러나 이제 당신의 속임수는 드러나버렸어요
이제 더 이상 당신 뜻대로 되지 않아요
그러니 이제 그만두세요
TMS는 해로운 증상이 아니죠!
나 스스로가 증상을 통제할 수 있죠
잠재의식 당신이 통제하도록 내버려두지는 않을 거예요
나 스스로 그래야 한다는 걸 이제는 알아요
이제 내 마음을 돌볼 겁니다
몸의 통증이 아닌 마음을 말이지요

이 짤막한 시는 TMS 진료 개념을 아주 명확하게 포착해 실제로 많은 환자들의 치료에 도움을 주었다.

TMS 환자는 보통 자신이 통증의 희생자라고 느끼기 때문에 치료 프로그램에서 통증은 아무런 해가 없다는 것을 강조함으로써 환자들의 자신감을 키워주는 데 주안점을 두어야 한다. 나는 환자들에게 통증을 두려워하기보다 경멸하라고 당부한다. 이렇게 함으로써 신체에 주의를 집중하는 전략은 이제 더 이상 먹혀들지 않을 것이라는 메시지를 잠재의식에게 보내는 것이다. 그러면 통증은 사라진다.

환자들의 질문

통증 치료를 위해 반드시 자신의 삶에서 모든 긴장을 없애야 할 필요는 없다는 점을 환자들은 받아들이기 어려워한다. 다음은 환자들이 특히 자주 하는 질문들이다.

Q 통증의 원인이 분노나 불안이라면 내가 어떻게 그것들이 일어나지 않도록 할 수 있나요? 성격을 완전히 바꾸는 것은 불가능하지 않을까요?

통증을 없애기 위해 자신의 성격을 완전히 바꿔야 한다면 TMS 치료 프로그램의 성공률은 제로가 될 것입니다. 문제는 환자의 감정 상태를 바꾸는 것이 아닙니다. 단지 분노나 불안이 있다는 것과 뇌가 통증을 통해 그것들의 존재를 인식하지 못하도록 방해한다는 사실을 알면 되는 것이죠. 그러므로 가장 확실한 치료법은 내 마음속에서 일어나는 일을 아는 것입니다.

Q 선생님의 치료법이 플라시보 효과가 아니라는 것을 어떻게 알 수 있나요?

훌륭한 질문입니다. 나는 플라시보에 대해 항상 관심을 가져왔습니다. 왜냐하면 이것은 통증 치료에 있어 반드시 피해야 할 문제로서 우리의 목적은 일시적인 플라시보 효과를 얻는 것이 아니라 통증이 영원히 사라지는 것이기 때문입니다. 플라시보 효과는 매우 흔히 관찰할 수 있습니다. 다양한 물리치료를 받고 나면 며칠 동안은 훨씬 나아진 듯하지만 얼마 지나지 않아 다른 치료법을 찾아봐야 합니다. 이 경우 물론 신체 활동에 대한 두려움은 없애지 못한 것이죠. TMS 치료 프로그램이 플라시보 효과와 다른 점은 우선 거의 모든 환자들이 통증이 재발하지 않는다는 점입니다.

두 번째 이유는 플라시보는 맹신에 근거하고 있다는 점입니다. 플라시보 효과의 경우 환자는 자신의 질병이나 치료의 논리에 대해서 아무것도 알지 못합니다. 단지 의사나 치료사를 믿을 뿐이죠. TMS 치료 프로그램은 이와 다릅니다. 내가 알고 있는 모든 것을 환자들에게 교육시키고 궁금한 점은 질문을 하고 내 진단이 논리적이고 앞뒤가 맞는다는 점을 환자 스스로 확인하도록 합니다. 환자 자신이 이 모든 과정을 알고 있는가가 통증 치료의 관건입니다. 환자들은 치료 과정에서 적극적인 참여자가 되는 것이죠. 이것이 플라시보일 수는 없습니다.

내 치료법이 플라시보가 아닌 가장 큰 이유는 이 책의 전작 《통증을 이기는 마음의 힘》을 읽는 것만으로도 통증이 완전히 사라진 환자들이 무척 많다는 사실입니다. 나는 책을 통해서는 환자들에게 의사로서의 신뢰나 환자를 직접 대면하는 것과 같은 효과를 미칠 수는 없었습니다. 단지 단순하고 확실한 정보만 전달했을 뿐이죠. TMS를 물리치는 데는 제대로 아는 것이 가장 중요하다는 사실을 이를 통해서도 알 수 있었습니다.

Q 왜 물리치료나 운동요법을 완전히 중단하셨나요?

이 부분은 앞서 이야기했지만 다시 한번 반복할 필요가 있다고 생각됩니다. 물리치료를 포함한 모든 신체적 치료법은 플라시보가 될 위험이 있습니다. 우리는 플라시보 효과를 기대하는 것이 아닙니다. 따라서 나는 물리요법을 처방하지 않습니다. 그것 말고도 내가 물리요법을 처방하지 않는 좀더 미묘한 이유가 있습니다. 그것은 만약 내가 물리요법을 처방한다면 통증과 관련하여 신체에 주의를 기울이지 말고 정서에 집중하라는 내 의도와 모순되기 때문입니다. 내가 이 점을 깨닫고 물리치료를 완전히 중단하기까지는 오랜 시간이 걸렸습니다. 나도 어쨌든 남들과 마찬가지로 신체적 치료법에 익숙해 있었던 것이죠. 지금 생각해보면 당시 신체적 치료법을 완전히 배제하고 오직 강의와 토론에 의한 교육 프로그램에만 의존하기로 한 것은 무척 어려운 결정이었습니다. 그러나 나는 실제로 환자들에게 허리를 보호하기 위한 모든 운동을 그만두라고 했습니다. 그것은 통증이 일어나는 부위에 자신의 주의를 집중시키는 일은 어떤 것도 해서는 안 되기 때문입니다.

똑같은 맥락에서, 환자들이 몸을 구부리거나 물건을 들어올릴 때 올바른 자세가 따로 있는 것은 아니라는 점도 알아야 합니다. 반드시 푹신한 의자나 매트리스를 이용해야 한다는 법도 없습니다. 허리지지대나 복대는 대부분 쓸모없으며, 통증 환자들이 맹신하는 수많은 주의 사항이나 권고도 아무런 근거가 없는 것입니다. 왜냐하면 TMS는 신체에 무해한 현상이며 허리 어딘가에 문제가 있는 것은 아니기 때문입니다.

달리기는 허리에 나쁘지 않으며 배근육이 약하다고 해서 허리가 아픈 것도 아닙니다. 허리근육이 강하다고 해서 요통이 없는 것도 아닙니다. 허리를 뒤로 굽혀도 괜찮고 자유형이나 평영 등 아무런 수영 자세도 상관없습니다. 사람은 원래 서서 걷도록 만들어져 있습니다. 호모 사피엔스와 그 조상은 이미 3, 4백만 년 동안 직립보행을 해오지 않았습니까? 한쪽 다리가 짧다고 허리 통증이 오는 것도 아닙니다. 비슷한 예는 이것 말고도 무수히 많습니다.

Q 사용하지 않던 근육을 무리하게 사용함으로써 생기는 통증과 TMS로 인한 통증을 어떻게 구별할 수 있나요?

그것은 아주 간단합니다. 하지 않던 신체 동작을 하고 난 다음날 아침 팔과 다리에 통증을 느낀다면 그것은 아주 정상적인 통증으로 시간이 지나면 금세 사라집니다. 그러나 TMS 통증은 지긋지긋할 정도로 없어지지 않는다는 데 차이가 있습니다.

Q 어떤 운동을 해야 하나요?

마음속 분노의 존재와 뇌의 속임수를 인식했다면 통증이 어느 정도 줄어들었을 것입니다. 통증이 줄어들었다면 어떤 운동을 해도 상관이 없습니다. 오히려 격렬한 운동일수록 더 좋지만 일단은 의사와 상담하는 것이 좋습니다. 단 여기서의 운동도 신체 활동에 대한 공포심을 극복하고 몸의 전체적인 건강을 위한 것이지, 허리를 보호하고 튼튼하게 하기 위한 것은 아니라는 점을 잊지 말아야 합니다.

Q 허리 통증이 사라지더니 이번에는 목과 어깨에 통증이 나타났습니다. 어떻게 해야 하나요?

이런 경우 나는 환자들과 왜 통증이 이동하는 것일까에 대해 이야기를 나눕니다. 치료 프로그램 초기에 뇌는 목, 어깨, 허리, 엉덩이 등의 여러 곳으로 TMS를 이동시킬 수 있습니다. 뇌가 불쾌한 감정을 회피하려는 전략을 쉽게 포기할 의사가 없는 것이죠. 나는 환자들에게 이는 흔히 있을 수 있는 일이므로 당황하지 말고 새로 나타난 통증 부위에도 똑같은 원리를 적용하라고 조언합니다. 즉 뇌가 회피 전략을 구사할 수 있는 신체 부위는 근골격계뿐만이 아닌 것이죠. 각종 소화기관, 머리(긴장성 두통, 편두통), 피부, 비뇨생식기 등도 이런 회피 전략의 대상이 됩니다. 뇌는 신체의 어느 기관에도 장난을 칠 수 있으므로 마음은 이를 알고 있어야 합니다.

나는 환자들에게 새로운 통증이 나타나면 주치의를 찾으라고 권하지만 나에게도 알려 달라고 말합니다. 왜냐하면 새로운 통증도 역시 TMS의 일부일 수 있기 때문입니다. 예를 들어 위궤양은 적절한 약으로 치료해야 하지만 정신적 긴장 때문에 일어난다는 사실을 인식하는 것이 중요합니다.

Q 치료 프로그램을 마치고 6개월 혹은 1년이 경과한 후 통증이 다시 재발하면 어떻게 해야 하나요?

그럴 경우 나에게 즉시 전화해서 그에 대한 심리적 이유를 함께 찾아 볼 것을 권합니다. 비슷한 환자들의 소모임 그룹에 참석하거나 나를 직접 찾아와야 합니다.

Q 최면에 대해서는 어떻게 생각하나요? 마음이 원하는 것을 하기 위해 최면이 적절한 수단이라고 생각하나요?

단기적으로 최면이 마음을 조절하는 데 도움이 될 수 있겠지만 우리가 원하는 것은 영원한 치료입니다. 최근 《미국 정신의학 저널》에 실린 스탠퍼드 의과대학의 연구 결과에 따르면 최면이 통증을 현저하게 줄일 수 있다고 했습니다만 이는 어쩔 수 없는 암환자의 경우에나 쓸 수 있는 방법입니다. 나는 환자들에게 힘주어 말합니다. "나는 통증 자체를 없애려는 것이 아닙니다!" 그것은 대증요법밖에 되지 못합니다. 나는 통증의 근본 원인을 바로잡고자 합니다. 그것을 위해 최면이 할 수 있는 일은 별로 없어 보입니다.

통증과 관련하여 이런 이야기를 하기는 꺼려지지만 매우 중요하기 때문에 말하지 않을 수 없습니다. 지난 20년 동안 우리나라에 생긴 수많은 통증클리닉에서 만성 통증을 어떻게 치료하고 있는가 하는 점입니다.

이곳에서 주장하는 첫 번째 원칙은 만성 통증을 하나의 독립된 질병으로 간주하고 그것은 신체 구조에 문제가 생겨 통증이 심해진 것으로, 환자가 통증으로부터 얻는 이차적 부수효과 때문에 더욱 강화되는 것으로 봅니다. 즉 통증은 타인의 관심이나 돈, 세상사로부터의 도피 등과 같은 심리적 이득을 가져다주고, 의학계나 가족, 친구들의 영향 때문에 환자는 이런 통증 기제를 학습하고 강화하게 된다는 것입니다. 그리고 이에 대한 치료법으로 통증 행동에 대해 벌을 주고 그 반대의 경우에는 보상을 해주는 방법을 제안합니다. 심리학을 공부한 사람이라면 이것이 스키너의 소위 '조작적 조건 형성'에서 나온 발상임을 알 수 있을 것입니다.

인간도 파블로프의 고전적 조건 형성이 이루어질 수 있다고 이미 널리 알려져 있지만 스키너의 조작적 조건 형성의 원리를 인간에게 적용하는 데 있어서는 매우 신중할 필요가 있습니다. 내 환자들 중에서도 물론 이차적 부수효과라는 요소를 관찰할 수 있습니다만 그것이 통증을 일으키는 주된 심리적 요소는 절대 아닙니다. 통증과 관련하여 이차적 부수효과에 그렇게 큰 중요성을 부여하는 것은 억압된 감정이라는 진짜 문제를 놓치는 것이며 따라서 통증의 진정한 심리적 원인을 찾지 못하게 합니다. 또한 통증이 신체 구조적인 이상 때문에 비롯된 것이 아니며 정신-신체 과정의 결과라고 하는 사실도 알 수 없게 됩니다. 이들 통증클리닉이 환자들에게 그다지 도움이 되지 않는 이유도 바로 이것 때문입니다.

Q TMS 치료 프로그램이 소위 말하는 자가치료법의 일종이라고 할 수 있나요?

어떤 의미에서는 그렇다고 할 수도 있지만 또다른 의미에서 그것은 우리 몸에 독소나 전염병 병원체가 침입했을 때 나타나는 일반적인 자기치료self-healing와 다른 점이 있습니다. TMS 치료의 경우는 특정 신체 질환이 마음 작용에 의해 변할 수 있음을 보여주는 예라고 할 수 있습니다. 이 부분과 마음과 몸의 관계에 대해서는 마지막 장에서 다루게 될 것입니다. 이 주제는 최근 들어 의학계의 관심을 끌고 있습니다.

기존의 통증 진단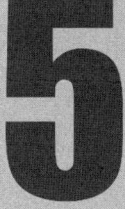

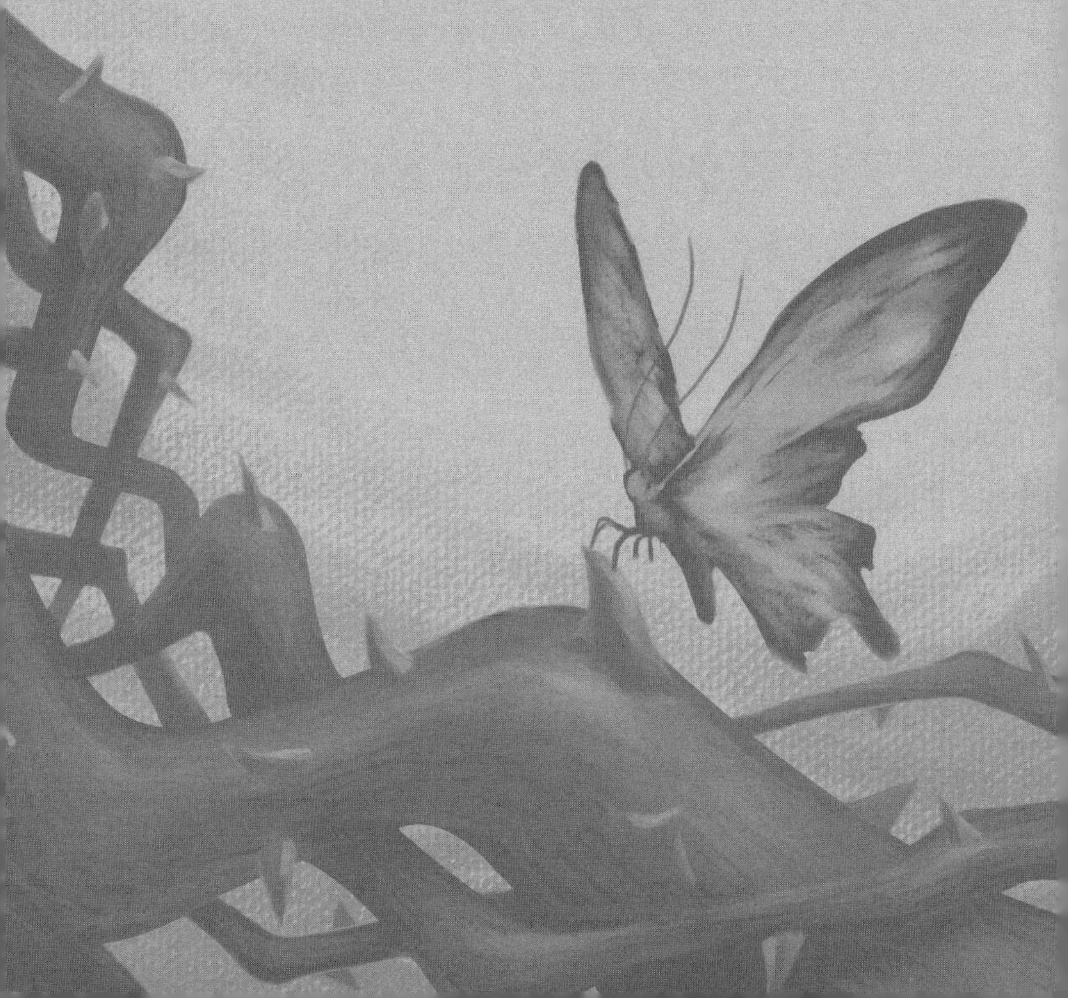

다소 번거로운 일이지만 목, 어깨, 허리, 다리 통증의 원인으로 잘못 지목되고 있는 여러 질환들에 대해 살펴보려고 한다. 이는 독자들이 이들 전통적인 진단이 그 진단을 내리는 사람들이나 그 분과학문에 있어서 어떤 의미를 가지며, 또 진단을 받는 환자에게는 어떤 의미가 있는지 알 필요가 있기 때문이다.

TMS 환자들을 대상으로 강의하면서 나는 환자들에게 통증의 진짜 원인과 가짜 원인이 무엇인지 명확히 구별해낼 줄 알아야 한다고 항상 강조한다. 왜냐하면 이제까지의 많은 진단들이 환자의 공포심을 키워왔고 앞에서 보았듯이 공포심은 통증을 악화시키고 지속시키는 일등 공신이기 때문이다.

대부분의 사람들이 허리는 쉽게 상처받는 연약한 부위라고 생각하고 있다. 이런 생각이 퍼져가면서 전체 성인 인구의 80퍼센트 이상이 평생 한 번 이상 목, 허리 등의 통증을 호소하고 있다. 허리가 이처럼 다치기 쉬운 부위라는 생각은 이제까지의 잘못된 진단 때문이다.

　탈출, 퇴화 등과 같은 단어 때문에 허리는 약한 곳이며 쉽게 다칠 수 있고 극심한 통증이 생길 수 있다는 공포심이 조성되어 왔다. 게다가 의사를 비롯한 시술자들, 가족, 친구들로부터 아래와 같은 수많은 주의사항을 듣는다.

"몸을 앞으로 숙이지 말라."
"몸을 구부정하게 하지 말라."
"부드러운 의자나 소파에 앉는 것은 허리에 좋지 않다."
"허리를 뒤로 굽히지 말라."
"자유형이나 평영을 하지 말라."
"하이힐을 신지 말라."
"항상 허리를 곧게 세운 자세로 물건을 들어라."
"달리기는 허리에 좋지 않은 운동이므로 하지 말라."
"콘크리트 같은 딱딱한 바닥에서는 달리지 말라."
"허리근육이 약하면 쉽게 요통이 올 수 있다."
"복근을 단련하면 요통을 예방할 수 있다."
"운동 전에 항상 스트레칭을 하라."
"통증이 있으면 격렬한 운동은 절대 삼가라."

　이는 단지 일부에 불과하다. 목, 어깨, 허리 통증의 원인에 대한 잘못된 생각 때문에 환자들은 엄청나게 많은 금기사항에 얽매여 있다. 그로 인해 통증의 정도도 심해지고 고생하는 기간도 길어진다.

인간의 허리는 울퉁불퉁한 구조물로서 일상생활을 하는 데 따르는 부담을 충분히 흡수하도록 만들어져 있다. TMS가 흔히 나타나는 자세근은 몸을 바로 세우기 위해 항상 활동을 하고 있다. 빨리 걷거나 달리면 자세근은 훨씬 더 활발한 운동을 하게 된다. 자세근은 의심할 바 없이 신체근육 중 가장 잘 단련된 근육이다.

프로 테니스 선수가 허리 통증 때문에 경기를 중도 포기했다는 소식을 들을 때마다 나는 그 선수가 자신의 허리가 약하다는 순진한 생각을 갖고 있다는 데 놀라고는 한다. 30년 전만 해도 테니스, 골프, 축구, 야구선수들이 허리가 아파 쉰다는 이야기는 들어보지 못했다. 오늘날은 이런 기사가 넘쳐난다.

몇 년 전 자신이 가장 많이 사용하는 근육에 통증을 느끼는 한 여자 운동선수가 있었는데, 다행히 그녀는 TMS의 개념을 잘 이해했고 통증은 얼마 후에 사라졌다.

흔히 내리는 신체 구조적 진단

내 경험으로 신체 구조적 이상 때문에 허리 통증이 생기는 경우는 매우 드물다. 최근 들어 마치 유행병처럼 번지는 통증에 놀라서는 안 된다. 만약 신체 구조적인 원인 때문에 통증이 생기는 것이라면 1백만 년에 이르는 인류의 장구한 진화 기간 동안 아무런 문제가 없던 허리에 겨우 최근 몇십 년 사이에 갑자기 큰 문제가 생겼다는 말인가?

그렇게 생각하는 것은 무리다. 척추 구조적 이상은 언제나 있어 왔다. 그러나 예전에는 통증이 별로 없었기 때문에 구조적 이상을 통증의 원인으로 지목할 필요가 없었다. 지금으로부터 50년 전에는 통증이 지금보다 훨씬 적었고 설사 통증이 있다 하더라도 별로 대수롭게 여기지 않았다. 그러나 지난 30년 동안 통증은 마치 유행병처럼 급증했는데 그것은 바로 TMS의 급격한 증가와 관련이 있다. 기존 의학은 통증의 원인을 척추의 다양한 구조적 결함 때문이라고 잘못 진단한 것이다.

그러나 모든 척추의 구조적 이상은 신체에 해가 없다. 그 점을 확실히 한 다음 전통적인 진단에 어떤 것들이 있었는지 살펴보도록 하자.

디스크 탈출

5번 척추뼈와 엉치뼈 사이에 있는 마지막 추간판(디스크)은 보통 스무 살만 되어도 약간 퇴화하기 시작한다. 디스크는 척추뼈들 사이에 있는 충격을 흡수하기 위한 조직으로 아래 위 척추뼈에 강하게 달라붙어 있어 미끄러져 탈출되는 경우는 있을 수 없다. 외면은 질긴 섬유질의 막으로 둘러싸여 있고 속에는 끈적끈적한 액체가 들어 있어 충격을 흡수한다. 척추뼈와 목뼈의 제일 끝에 있는 디스크는 허리와 목의 움직임 때문에 경우에 따라 스무 살만 되어도 마모되기 시작한다.

정확하게 알 수는 없지만, 이 경우 아마도 디스크가 더 납작해지는 것으로 관찰된다. 그것은 속의 끈적끈적한 액체가 말라가거나 아니면 디스크 표면의 약한 부분을 뚫고 나오려는 것으로 짐작된다. 이처럼 디스크 표면을 뚫고 나오는 것을 디스크 파열disc rupture이라고 부르는데 더 흔하게는 디스크 탈출disc herniation이라고 한다. 이는 마치 치약 튜브에서 치약을 짜내는 것과 비슷하다. 어떤 경우 액체가 표면을 뚫지 못하고 단지 표면을 불룩하게만 하는 경우도 있다. 이런 상황은 CT촬영이나 MRI로 검사해보면 분명하게 드러난다. 엑스선의 경우 조영물을 주사하면 확인된다.

이처럼 디스크가 파열되면 어떻게 되는가?

기존의 진단은 터져나온 치약이 주위의 척추 신경을 압박하고 통증을 일으킨다고 했다. 4번과 5번 척추뼈 사이 혹은 5번과 엉치뼈 사이의 신경이 눌리면 다리에 통증이 생기고, 목의 신경이 눌리면 팔에 통증이 생긴다는 설명이다. 다리 통증을 흔히 좌골신경통이라고 부른다.

내 경험으로 볼 때 디스크 탈출 때문에 통증이나 기타 신경에 이상이 생기는 경우는 매우 드물다. 비록 소수의견이지만 이 의견의 지지자는 또 있다. 저명한 신경외과 의사인 마이애미 의과대학의 허버트 로조모프Hurbert Rosomoff 박사는 '디스크 탈출이 통증을 유발하는가?' 라는 논문에서 나와 동일한 결론에 이르렀다. 그는 오랫동안 허리 수술을 해왔고 그 결과를 토대로 이런 결론을 내렸다. 신경이 계속해서 압박을 받게 되면 더 이상 통증의 메시지를 뇌로 보내지 않는다는 것이 그의 주장이다. 그 결과는 감각의 마비다. 어떻게 디스크 탈출이 계속해서 통증을 유발할 수 있다는 말인가?

이 문제를 오랜 기간 연구해온 스웨덴의 앨프 나켐슨Alf Nachemson 박사는 《스파인》이라는 학술지에 1976년 발표한 '척추-정형외과수술' 이라는 연구 논문에서 대부분의 허리 통증은 그 원인이 아직 알려지지 않았으며 언제나 수술 이외의 방법으로 치료해야 한다고 결론지었다.

나 역시 17년간 환자들을 성공적으로 치료해오면서 디스크 탈출은 해로운 증상이 아니라는 결론을 내렸다. 디스크의 튀어나온 부분은 신체를 다치게 하는 것이 아니다.

처음에는 디스크 문제가 통증의 주범으로 지목되었지만 디스크 탈출로 예상되는 문제와 실제 검사를 통해 밝혀진 바가 일치하지 않는다는 것을 통해 그 허구성이 드러났다.

예를 들어 CT촬영과 MRI 검사 결과 척추뼈 4번과 5번 사이의 디스크가 탈출되었다면 발이나 발가락을 움직이는 근육의 힘이 약해질 수 있다. 그러나 검사 결과 이들 근육은 약해지지 않았고 오히려 이와 전혀 무관한 다리 뒤쪽의 근육이 약해져 있는 것을 발견할 수 있었다. 그후 좌골신경 근처의 엉덩이근육 통증은 디스크 탈출이 아닌 엉덩이근육과 연관된 좌골신경의 문제 때문임을 알게 되었다. 다음 사례가 이 점을 잘 보여준다.

44세의 한 직장 여성은 허리와 다리에 자주 통증을 느꼈다. 나를 찾아오기 7개월 전부터 허리와 오른쪽 다리에 심한 통증이 느껴졌고 오른쪽 다리에 힘이 없어지기도 했다.

CT촬영 결과 5번 척추뼈와 엉치뼈 사이에 디스크가 약간 탈출돼 있는 것이 보였다. 그것이 석회화된 정도로 봐서 이미 오래전부터 탈출된 것이 분명했다. 통증의 원인이 디스크 탈출 때문인 것 같지는 않았지만 진단은 디스크 탈출로 인한 통증으로 내려졌다. 그후 7개월 동안 그녀는 오른쪽 다리의 무기력감 때문에 신체 활동에 심한 제약을 받았다.

내가 진찰해본 결과 오른쪽 발목의 힘줄 반사운동에 문제가 있었고 오른쪽 종아리 근육의 힘이 약해져 있었다. 이 두 가지는 맨 처음 진료를 담당했던 의사의 주장처럼 첫 번째 천골척수신경에 압박이 있을 때 보이는 증상이었다. 왜냐하면 첫 번째 천골척수신경이 종아리근육과 운동근육 섬유motor fiber로 연결되어 있고 문제가 되는 디스크 근처를 지나가기 때문이다.

그러나 더 자세한 검사를 해보니 다리 앞쪽 근육도 약해져 있는 것을 알게 되었다. 이 증상은 디스크 탈출로 설명될 수 없었다. 왜냐하면 다리 앞쪽 근육과 관련된 신경은 탈출된 디스크 근처를 지나가지 않기 때문이다.

오히려 이 환자가 보이는 모든 증상들은 TMS 증상에서 흔히 볼 수 있는 것처럼 오른쪽 좌골신경의 정상적 기능이 방해받고 있기 때문인 것으로 설명될 수 있다. 즉 오른쪽 좌골신경은 3번, 4번, 5번 요추신경과 1번, 2번 천골(엉치뼈) 신경에 이어져 있는데 좌골신경에 문제가 있다면 똑같이 이들 신경들과 관련 있는 다리 부위에도 이상이 있을 수 있다는 것이다. 이 환자의 경우가 바로 이에 해당한다.

이 환자는 오른쪽 엉덩이를 누르면 통증을 느꼈는데 오른쪽 엉덩이가 바로 오른쪽 좌골신경이 위치한 곳이다. 검사 결과를 종합해볼 때 그녀의 경우 오른쪽 엉덩이와 좌골신경에 문제가 생긴 TMS라는 진단을 내렸다. 디스크 탈출은 그다지 중요하지 않은 우연의 일치에 불과했던 것이다.

이처럼 검사 결과와 진단이 일치하지 않는 경우가 많지만 이에 대해 문제 제기를 하는 사람은 별로 많지 않다.

의사들은 디스크 탈출이라는 진단에 너무 몰입해 있다. 허리와 엉덩이, 다리 통증이 동시에 일어나는 경우, 심지어 다리 통증이 없는 경우에도 CT 촬영이나 MRI 검사 없이 디스크 탈출이라는 진단을 내린다. 디스크 탈출이라는 진단은 임상적으로 혹은 간단한 엑스선 촬영만으로는 내릴 수 없다.

엑스선 촬영 결과를 가지고 디스크 탈출 진단을 내리는 경우는 대개 척추뼈 사이, 특히 맨 마지막 두 개의 척추뼈 사이의 간격이 다소 좁아진 경우인데 이는 이미 언급했듯이 20세 이상의 성인들에게서 나타나는 아주 정상적인 노화 현상에 불과하다. 통증이 이런 정상적인 노화 과정 때문에 일어난다는 것에는 동의할 수 없다. 디스크의 퇴화는 머리가 희어지거나 피부에 주름이 생기는 것과 똑같은 현상이다.

또한 최근 의학 논문에는 허리 통증을 한 번도 앓아본 적이 없는 사람들도 디스크 탈출 현상을 보이는 경우가 매우 많다는 사실이 보고되고 있다. 이들은 다른 신체 부위를 CT촬영이나 MRI로 검사하다가 우연히 디스크 탈출을 발견한 것이다.

물론 디스크 이상을 보인 사람들이 허리 통증 발생률이 높다는 통계자료가 있기는 하다. 그러나 그들이 보이는 통증은 사실 TMS 증상이일 뿐 디스크의 문제로 발생하는 것은 아니다. 그리고 인간의 뇌는 TMS를 나타내기 위한 적절한 부위를 물색하던 중 디스크처럼 구조적 이상이 있는 부위를 선택했다는 것이 내가 내린 결론이다. 이는 매우 신비한 과정이 아닐 수 없다. 하지만 이 경우 디스크 이상은 병적인 것이 물론 아니다.

디스크 탈출 진단을 받았지만 TMS 치료 프로그램을 통해 성공적으로 치유한 환자들에 대한 추적조사를 1987년 실시했다. 이전 1~3년 동안 치료를 받았던 109명의 환자를 무작위로 선택하여 실시했다. 그들은 모두 TMS 치료 프로그램을 정상적으로 이수했다. 결과는 다음과 같았다.

- 통증이 거의 없어지고 신체 활동도 제한받지 않는 사람 : 96명(88%)
- 통증은 많이 없어졌지만 신체 활동에는 여전히 제약을 받는 사람 : 11명(10%)
- 변화가 없는 사람 : 2명(2%)

변화가 없었던 두 사람은 심각한 정서 문제를 갖고 있었으며 지금까지도 정신 치료를 완강히 거부하고 있는 것으로 드러났다.

이들 통계를 통해 볼 때 디스크 탈출을 심각하게 받아들일 필요는 없다. 그러나 환자들은 통증이 디스크 탈출 때문이라는 말을 주위에서 지겨울 정도로 많이 들어왔다. 환자들 중 39명은 디스크 수술을 권유받았고 3명은 이미 수술을 받았으며 나머지 환자들도 모두 보존적 치료가 효과가 없다면 수술을 해야 할 것이라는 말을 들었다.

사례를 하나 더 들어보자. 허리와 오른쪽 다리에 통증을 느꼈던 25세의 남성은 나를 만나러 오기 2개월 전 디스크 탈출 진단을 받았다. 의사는 그에게 일체의 신체 활동을 중단하고 수술을 받으라고 권했다. 운동광이었던 그는 절망에 빠졌다. 더 이상 자신이 좋아하던 농구나 스쿼시를 할 수 없다는 생각에 화가 났다. 하지만 그는 수술을 거부하고 운동을 계속했다. 통증은 좋아지지도 나빠지지도 않았지만 허리를 더 다치게 하는 것은 아닌지 불안했다.

검사 결과 양쪽 다리의 신경 손상은 없었다. 다리를 곧게 편 상태에서 위로 들어올리는 검사를 해보니 오른쪽 엉덩이에 통증을 느꼈다. 또 보통의 TMS 환자들처럼 양쪽 엉덩이와 허리, 어깨 윗부분과 목 옆면을 손으로 누르니 통증을 호소했다. 따라서 그의 통증은 TMS이지 디스크 탈출 때문이 아니라는 것을 알 수 있었다. 그는 내 진단을 받아들였고 TMS 치료 프로그램에 참여해서 몇 주일 만에 통증에서 해방될 수 있었다. 그가 나에게 진료받은 지 1년이 지났지만 그는 여전히 격렬한 운동을 하면서도 아무런 통증을 느끼지 않고 있다.

척추관협착증

허리 통증은 있지만 디스크 탈출이 관찰되지 않는 경우 흔히 내리는 진단이 척추관협착증이다. 이는 척추관이 좁아지는 현상으로 선천적으로 타고 날 수도 있지만 대부분 척추뼈의 노화 과정에서 생긴다. 뼈가 자라는 증상인 소위 골증식체骨增殖體 혹은 골극이라는 작용 때문에 척추관이 좁아지는 것이다.

내가 진찰해본 바로는 척추관협착증 환자들 역시 나이에 관계없이 TMS였다. 나는 그들의 엑스선 결과를 무시했다. 척추관협착증이 심각한 환자의 경우 척추관을 외과수술로 넓혀야 하지만 그처럼 심각한 환자는 거의 없었다.

나는 나이 든 환자의 경우 신경 구조의 이상을 알아보기 위해 신경외과 의사와 상담해볼 것을 권한다. 신경 사진이 정상이고 환자가 전형적인 TMS 증상을 보이면 엑스선 결과를 무시하고 내 치료법을 진행한다.

신경 압박

디스크 탈출 다음으로 흔히 내려지는 진단이 신경 압박이다. 이는 목, 어깨,

상부 갈비뼈에 통증이 나타나는 것이다. 이 경우 눌리는 신경은 경추신경 cervical spinal nerve일 가능성이 높다. 경추신경은 인접한 경추에 의해 생긴 소공小孔, foramen이라는 구멍을 통과하게 되는데, 신경을 누르는 것은 골극 혹은 튀어나온 디스크인 것으로 생각된다.

그러나 신경 압박이라는 진단은 매우 불확실한 것으로 다음과 같은 문제점이 있다.

첫째, 신경이 눌리는 현상은 젊은 환자들에게 많이 나타나며 이들은 골극이나 디스크 탈출 증상을 보이지 않는다.

둘째, 골극은 아주 흔한 증상이며 골극이 있더라도 통증이 전혀 없는 경우가 허다하다. 골극은 나이가 들면서 그 수나 크기가 점점 증가하는데 그렇다면 중년 이후에는 모든 사람이 목과 팔의 통증을 호소해야 하지만 사실은 그렇지 않다.

셋째, 신경방사선과 의사들은 신경이 압박되기 전에 골극 때문에 소공이 막혀버릴 것이라는 점을 지적한다. 따라서 신경 압박은 좀처럼 일어나기 어렵다.

넷째, 요추 디스크 탈출과 똑같은 원리가 눌린 신경에도 적용된다. 즉 신경이 계속해서 눌린 상태가 되면 마비밖에 오지 않으며 통증이 지속될 수는 없다. 이것은 환자들이 다리나 팔에 느끼는 주관적인 저린 감각과는 다르다.

다섯째, 최근 의학 논문에는 척추의 양성 종양이 많이 보고되고 있는데 이들 종양은 아무런 통증도 일으키지 않는다.

신경이 눌린 환자들은 대부분 목과 어깨 근육, 특히 상부 승모근과 경추신경에 TMS 증상을 보인다. 네 개의 경추신경과 첫 번째 흉부척수신경이 합쳐져 소위 상완신경총上腕神經叢, brachial plexus을 형성하는데 이것은 팔과 손으로 신경이 뻗어나가기 위한 일종의 집합장소다. 이 상완신경총에 TMS가 나타날 가능성이 높다. 하지만 척수신경이든 상완신경총이든 아니면 두 경우 모두이든 이는 중요하지 않다. 우리는 신체 일부의 질환을 다루기보다 그것이 발생한 근본적인 원인, 즉 마음을 다루고 있기 때문이다.

놀라운 사례를 하나 소개하고자 한다. 왼쪽 목과 어깨, 왼쪽 팔 전체, 특히 팔목에 심한 통증을 느낀 중년의 직장여성이 있었다. 팔목 통증 때문에 잠을 설칠 정도였다. 설상가상으로 어느 날 왼쪽 어깨를 전혀 움직일 수 없게 되었다. 어깨 통증이 있는 사람에게 흔히 나타나는 소위 오십견이라는 것이었다. 그녀는 통증 때문에 어깨 움직임이 위축되었고 어느새 어깨를 완전히 움직일 수 없게 되었다. 움직임이 없으니 어깨 관절의 피막이 수축되었는데 이는 활동이 위축된 관절이라면 흔히 나타나는 증상이었다. 게다가 왼손의 힘도 약해져 자주 물건을 떨어뜨리기도 했다.

이런 불길한 징조에도 불구하고 나는 그녀가 TMS가 아닐까 생각했다. 신체검사 결과가 TMS 진단을 뒷받침해주었다. 또한 매우 열심히 일하며 책임감이 강한 그녀는 TMS에 걸리기 쉬운 심리적 기질이 있었다.

그러나 TMS 치료 프로그램을 받고 나서도 통증은 전혀 없어지지 않고 오히려 몇 주일 동안 더 악화되었다. 심각한 질환이 있는 것은 아닌지 염려했던 나는 신경 검사를 받아볼 것을 권했다. 하지만 검사 결과 신경에는 아무런 이상도 없었다.

몇 주일이 더 지나자 통증은 사라졌고 우리는 왜 이제야 통증이 사라지게 되었는지 이해할 수 있었다. 직장에서 중요한 직원 한 사람이 회사를 그만두려고 하자 앞으로 감당하기 어려울 정도의 일을 떠맡는 것에 대해 무척 걱정하고 있었던 것이다. 이는 마음속 깊은 곳에서 분노가 일어나고 있다는 의미이기도 하다. 잠재의식은 이처럼 비논리적인 면이 있다.

통증이 사라진 것은 그 직원이 실제로 회사를 떠난 다음이었다. 그것은 이제 기정사실이 되어 통증을 일으키는 TMS가 더 이상 필요하지 않게 된 것이다. 그녀는 물리치료를 받지 않고도 어깨 움직임이 완전히 정상으로 돌아왔다.

전형적인 신경 압박 환자의 사례를 통해 이것이 얼마나 허술한 진단인지 알 수 있다. 이 사례가 시사하듯이 TMS는 심리적인 목적을 갖고 있다. 통증을 신체 구조적 이상으로 돌리는 것은 불쌍한 진단의 오류다.

추간관절증후군

추간관절椎間關節, facet joint이란 두 개의 척추뼈 사이의 관절을 말한다. 다른 관절과 마찬가지로 추간관절도 나이가 들면 닳기 마련이다. 흔히 추간관절의 변화가 통증을 유발한다고 생각하지만 내 경험으로는 그렇지 않다.

척추관절염

척추관절염arthritis of the spine은 대개 골관절염을 가리킨다. 이것은 뼈가 변하는 것으로 지금까지 다루었던 것처럼 노화로 인한 정상적인 현상이라고 할 수 있다. 퇴행성척추염이라고도 한다. 척추관절염은 병적인 증상이라고 할 수 없으며 통증을 일으키지도 않는다. 같은 관절염이라 해도 류머티스관절염은 척추관절염과는 전혀 다른 증상으로 신체의 관절 어디에나 침투할 수 있는 감염성 질환이다.

전이 추체

전이 추체 轉移推體, transitional vertebra는 골반과 붙어 있는 척추뼈의 끝부분에 생기는 뼈의 돌출 증상으로 선천적인 기형이다. 허리 통증이 있을 때 통증의 주범으로 지목되기도 한다.

척추분리증

척추분리증 spondylolysis은 엑스선으로도 관찰 가능한 척추뼈의 퇴행 증상이며 허리 통증의 주범으로 흔히 지목된다.

잠재이분척추

잠재이분척추 潛在二分脊椎, spina bifida occulta는 척추뼈의 기형으로 척추뼈 한 개가 부족한 상태다. 이 질환 역시 통증의 원인으로 잘못 지목되어 왔다.

척추탈위증

척추탈위증 脊椎脫位症, spondylolisthesis은 상부의 척추가 앞쪽으로 일탈한 상태로서 엑스선으로 보면 무척 끔찍한 모습이지만 내 경험으로 볼 때 모두 양성良性이었다. 물론 양성이 아닌 경우도 있을 수 있지만 지금까지 그런 경우는 보지 못했다.

3년 동안 허리 통증으로 고생하던 50대 후반의 남성이 있었다. 통증이 너무 심해 그야말로 지옥 같은 나날을 보내던 그는 수술을 권유받았지만 무서워서 엄두도 못 내고 있었다.

그는 상당히 걱정이 많은 사람으로 다리 신경은 이상이 없었지만 목에서부터 엉덩이에 이르는 모든 근육들을 누르자 통증을 호소했다. 전형적인 TMS 증상이였다.

여기서 딜레마가 생겼다. 환자가 척추탈위증과 TMS 두 가지 진단을 함께 받은 것이다. 나는 TMS라고 생각했고 환자도 이에 동의했지만 만약 척추탈위증 때문에 수술을 권하는 의사가 있다면 그 의사는 틀린 진단을 내린 것일까? 나는 환자가 TMS라고 확신했고 통증을 제거하고 난 다음에 경과를 지켜보기로 했다.

치료 프로그램을 시작하자 통증이 줄어들기 시작했다. 한 달 후 그는 아내와 휴가를 떠났고 휴가 기간 동안 아무런 통증도 없었지만 다시 일상생활을 시작하자 경미한 통증이 재발했다. 이제 통증의 원인이 심리적인 요인이라는 것은 분명해졌다. 그후 꾸준히 통증이 줄어들어 치료를 시작한 지 3개월이 지나자 운동을 마음껏 할 수 있게 되었다.

그는 진료 상담을 받은 지 1년이 되던 날 나에게 편지를 보냈다. 통증이 완전히 사라졌다는 것과 격렬한 운동도 두려움 없이 할 수 있다며 고마워했다. 오직 강의와 학습을 통해서 통증이 사라진 것에 대해 아직도 실감이 가지 않는다고 덧붙였다.

지금까지 나는 척추탈위증 때문에 허리가 아픈 환자를 한 사람도 보지 못했다.

1976년부터 1980년까지 이스라엘의 의사 마고라[A. Magora]와 슈워츠[A. Schwartz]는 《스칸디나비아 재활의학저널》이라는 잡지에 네 편의 논문을 실었다. '특정한 허리 구조의 이상이 허리 통증을 일으키는가'에 대한 연구 조사 결과였다. 허리 통증이 있는 사람과 없는 사람의 엑스선 촬영 결과를 비교하는 실험이었다. 허리 구조에 이상이 있는 사람이 통증을 더 많이 호소한다면 통증의 원인은 허리 구조의 이상 때문이라고 주장할 수 있는 것이다.

검사 결과 허리 구조의 이상 때문에 퇴행성골관절염, 전이 추체, 잠재이분척추, 척추분리증 등이 발생하는 것은 아니라는 결론이 나왔다. 이는 허리 통증이 신체 구조의 이상 때문이 아니라는 것을 입증한 것이다. 다만 척추탈위증에 있어서는 허리 구조 이상이 허리 통증을 유발하는 경향을 보였다.

1953년 미국의 방사선학자 스플리토프$^{C.\ A.\ Splithoff}$ 박사도 이와 비슷한 연구 결과를 《미국의학협회저널》에 실었다. 통증이 있는 사람과 없는 사람의 척추 구조상의 이상 아홉 가지를 서로 비교해본 결과 척추 구조 이상과 통증의 발생 빈도에는 아무런 관련이 없었다.

척추측만

척추측만^{scoliosis}은 척추가 옆으로 휘는 증상이다. 10대 소녀들에게 흔히 나타나고 성인이 되어서도 지속된다. 아직까지 정확한 원인은 알려져 있지 않다. 10대들은 별로 통증을 느끼지 않지만 성인의 경우 척추측만으로 인한 허리 통증을 호소하는 경우가 많다. 그러나 실제로 척추측만이 허리 통증을 일으키는 경우는 드물다. 다음 사례를 보자.

환자는 10대 때부터 줄곧 허리 통증이 있었던 30대 여성이었다. 내가 진찰하기 몇 년 전 그녀는 아이를 돌보다가 그만 허리에 심한 통증을 느꼈다.

엑스선 촬영 결과 경미한 척추측만이 있었고 그로 인한 통증이라는 진단이 내려졌다. 게다가 의사는 나이가 들면 허리 통증은 더 심해질 것이라는 말도 덧붙였다. 암울한 진단에도 불구하고 별다른 통증 없이 잘 버텨오던 중 갑자기 통증이 재발했고 2개월 후 나를 찾아왔다. 그녀의 표현에 따르면, 몸을 굽히다가 갑자기 '뚝' 하는 소리와 함께 통증이 시작되었다고 했다. 이는 앞서 말한 것처럼 통증 환자들이 자주 쓰는 표현이다. 척추측만이 있던 터라 통증과 소리 때문에 더욱 놀랄 수밖에 없었다.

그녀는 몇 년 동안 팔, 다리의 건염과 목, 어깨의 간헐적인 통증, 위장병, 건초열, 심한 두통도 함께 앓고 있었다. 전형적인 TMS 증상이었다. 신체검사 결과 목, 어깨, 허리, 엉덩이 근육을 눌렀을 때 통증을 느끼는 것 외에 별다른 이상은 없었다.

그녀는 TMS 진단을 쉽게 받아들였고 치료 프로그램에도 참여하여 통증으로부터 해방될 수 있었다. 그 뒤 더 이상 심한 통증은 없었다. 경미한 통증이 있었지만 해롭지 않다는 것을 알고 두려움 없이 일상생활을 해나갈 수 있었다.

TMS 치료 프로그램이 척추측만을 바로잡을 수는 없다. 강의와 토론만으로 척추 모양을 바꿀 수는 없는 것이다. 따라서 그녀의 통증은 척추측만 때문이 아니었다. TMS를 비롯한 각종 양성 신체 질환에 쉽게 노출된 것은 그녀의 성격 때문이었다.

고관절의 퇴행성관절염

고관절의 퇴행성관절염osteoarthritis of the hip은 매우 흔한 질환으로 고관절을 전부 교체해야 하는 무시무시한 수술을 해야 하는 것으로 알려져 있다. 뼈가 지나치게 자라서 고관절의 연골이 마모되고 동작 범위가 좁아지기 때문에 수술이 필요하다. 또한 고관절이 마모되면 심한 고통을 유발한다. 그러나 한 가지 유의해야 할 것은 고관절의 통증이 TMS 증상과 일치하는 경우가 많다는 사실이다.

최근 60대 여성이 고관절의 통증을 호소해왔다. 엑스선 촬영 결과 고관절에 가벼운 관절염이 있어서 통증이 생긴다는 진단이 내려졌다. 그러나 신체검사를 해보니 고관절은 정상이었고 다리가 받는 무게 때문에 통증을 느끼는 것도 아니었다. 통증을 느끼는 위치는 고관절에서 5센티미터 위였다. TMS로 인한 힘줄의 통증인 것이다.

흔히 통증은 TMS가 나타나는 엉덩이근육이나 좌골신경에서 생긴다. 나는 많은 환자들이 이런 식으로 통증이 나타났다가 사라지는 것을 보았기 때문에 자신 있게 말할 수 있다. 고관절에 통증이 생겼다고 해서 반드시 고관절의 퇴행성관절염이라고 할 수는 없다.

슬개골연골연화증

슬개골연골연화증膝蓋骨軟骨軟化症, chondromalacia patella은 무릎뼈 관절을 덮고 있는 단단한 연골이 말랑말랑하게 연해지다가 더 진행되면 소실되는 질환이다. 엑스선으로 관찰 가능하며 무릎 통증의 원인으로 자주 지목된다. 그러나 앞서 언급한 고관절의 퇴행성관절염과 달리 이 증상은 통증을 유발하지 않는다. 슬개골연골연화증을 앓고 있는 환자를 검사해보면 무릎 주위의 여러 힘줄과 인대에서 통증을 느끼는데 이 역시 TMS로 인한 힘줄의 통증으로 보아야 한다. 엄밀히 말해 무릎 통증이 아니라 무릎 주위의 힘줄과 인대의 통증인 것이다.

골극

뼈가 가시처럼 자라나는 골극$^{骨棘,\ bone\ spurs}$은 엑스선을 통해 볼 수 있으며 발꿈치 통증의 원인으로 지목된다. 그러나 내 경험으로 볼 때 골극 때문에 통증이 생기는 것은 아니다. 통증은 대개 TMS로 인한 힘줄의 통증 때문이다.

섬유근육통

근육의 류머티즘, 만성적인 통증, 불면증, 아침에 일어났을 때 근육이 땅기는 증상으로 수백만 명이 고생하고 있다. 특히 20대에서 50대에 이르는 많은 여성들이 이들 증상에 대해 섬유근육통^{fibromyalgia}이라는 진단을 받지만 원인을 제대로 밝혀내는 경우는 드물다.

대부분의 의사들은 환자들에게 섬유근육통은 심인성이 아니며 또한 신체를 퇴화시키거나 불구로 만드는 질환도 아니기 때문에 너무 걱정하지 말라는 조언을 한다. 심인성이란 정서적 요인으로 인해 신체 변화가 일어나는 과정을 전반적으로 지칭하는 단어이다.

나는 섬유근육통 역시 TMS의 많은 변형 중 하나라고 확신한다. 따라서 섬유근육통이 신체를 퇴화시키거나 불구로 만들지는 않는다고 하더라도 심인성인 것만은 분명하다. 그러나 여러 번 이야기했듯이 많은 의사들은 이 심인성이라는 진단에 대해 불편해 한다. 의사들에게 심인성이라는 단어는 질환의 원인이 무엇인지 정확하게 알 수 없을 때 붙이는 다소 꺼림칙한 단어다. 의사들은 감정이 신체를 변화시킬 수 있다는 사실을 인정하지 못하는 것이다.

의사들은 보통 섬유근육통, 즉 TMS의 원인을 잘 모르겠다고 하지만 실험실에서 검사한 바에 의하면 그것은 해당 부위의 산소 결핍 때문이다. 이는 3장에서 자세히 살펴보았다.

문제는 산소 결핍이라는 생리적인 변화를 관찰한 다음 그 자료를 가지고 무엇을 해야 할지 의사들은 모른다는 점이다. 근육의 물리학, 화학에 관한 모든 지식을 동원해서 통증의 원인에 대한 가설을 세우지만 환자의 통증은 없어지지 않는다.

다시 한번 말하지만 섬유근육통은 TMS의 일종이다. 나는 오랫동안 이런 증상을 보이는 환자를 수백 명이나 진료해왔다. 이들은 보통의 TMS 환자보다 더 심한 통증을 호소하고 있으며 정신 치료를 받아야 하는 경우도 종종 있다.

점액낭염

점액낭은 뼈가 많이 돌출된 부분에서 관절을 보호하기 위한 얇은 막주머니로서, 점액낭에 염증이 생기는 점액낭염粘液囊炎, bursitis은 주로 어깨와 고관절에서 나타난다. 이들은 의학 용어로는 각각 견봉하점액낭염肩峰下粘液囊炎, subacromial bursitis, 전자점액낭염轉子粘液囊炎, trochanteric bursitis이라고 한다.

어깨 관절은 매우 복잡한 구조여서 쉽게 통증을 일으킬 수 있다. 흔히 통증을 느끼는 부위는 점액낭 위와 주변을 지나는 힘줄이다. 특히 견봉肩峰,

acromion이라 불리는 힘줄과 뼈의 접합부에서 통증이 많이 생긴다. 따라서 통증의 원인은 점액낭염이 아니라 힘줄의 통증이라고 보아야 한다. 대부분의 힘줄 통증은 TMS 증상이다.

마찬가지로 대퇴부 상부의 돌기인 전자 주위의 통증도 대개 점액낭의 염증 때문인 것으로 알려져 있지만 내 경험으로는 TMS 증상인 힘줄의 통증 때문이다. 이처럼 힘줄에 나타나는 TMS 증상은 1장에서 자세히 설명했다.

건염

건염腱炎, tendonitis이라고 지칭되는 일군의 질환들에 대해 아픈 힘줄을 찾아낼 수는 있지만 그 원인을 제대로 파악하는 경우는 드물다. 즉 해부학적 설명은 옳았지만 진단은 틀린 것이다. 힘줄에 통증을 느끼는 이유는 대개 과다한 힘줄 사용으로 인한 염증이라고 알고 있다. 따라서 관련 부위를 쉬게 하고 스테로이드를 주사한다. 그러나 이는 일시적으로 통증을 사라지게 만들 뿐이다.

몇 년 전 환자가 요통이 없어지자 팔꿈치 통증도 사라졌다고 말했을 때 건염(힘줄의 통증이라고 말하는 것이 더 적절하다) 역시 TMS의 일종일지 모른다는 생각이 들었다. 그후 TMS 치료 프로그램을 통해 대부분의 힘줄 통증도 해결될 수 있다는 것을 알았다. 힘줄과 인대는 근육과 신경 다음으로 TMS가 잘 나타나는 곳이다.

힘줄 통증이 자주 나타나는 부위는 어깨, 팔꿈치, 팔목, 고관절, 무릎, 발이다.

꼬리뼈 통증

꼬리뼈 통증coccydynia은 미골尾骨 통증이라고도 하는데 양쪽 엉덩이 사이의 골 깊숙한 곳에 통증을 느끼는 것을 말한다. 통증이 생기는 부위가 꼬리뼈라고 알고 있으나 실제로는 천골薦骨, sacrum: 골반을 구성하는 뼈 끝부분에서 생긴다. 꼬리뼈든 천골이든 이 통증은 의사들에게는 미스터리인데 엑스선 촬영을 해봐도 아무런 이상을 발견할 수 없기 때문이다. 보통 환자들은 과거에 심하게 엉덩방아를 찧었기 때문으로 생각한다.

　꼬리뼈 통증 역시 힘줄의 통증으로 인한 TMS 증상이다. TMS 치료 프로그램으로 이들 통증 또한 사라졌다.

신경종

발바닥 앞부분도 TMS인 힘줄 통증이 자주 나타나는 곳이다. 통증은 주로 발의 전방 부위인 중족골中足骨, metatarsal에서 생기며 거의 항상 양성 종양인 신경종神經腫, neuroma 때문으로 알려져 있다. 그러나 이 통증 역시 TMS 치료 프로그램을 통해 사라졌다.

족저근막염

족저근막염足底筋膜炎, plantar fasciitis의 통증은 발바닥의 장심掌心에서 느껴진다. 원인은 명확히 알려져 있지 않지만 의사들은 염증 때문이라고 진단한다. 그러나 족저근막염이라고 알고 있는 증상도 실은 TMS다.

다발성 단신경염

다발성 단신경염多發性單神經炎, mononeuritis multiplex 역시 원인을 알 수 없지만 일정한 유형 없이 몇 개의 신경에서 통증을 느끼는 질환이다. 당뇨병과 함께 나타나는 경우도 있으나 당뇨병이 없는 사람에게도 생길 수 있다. 이 역시 신경에 나타나는 TMS 증상으로 보인다. TMS는 목, 어깨, 허리 근육과 신경 어디에서나 나타날 수 있다.

턱관절증후군

턱관절증후군temporomandibular joint syndrome, TMJ은 안면부에 흔히 나타나는 통증이다. 턱관절에 문제가 생겨 발생한다고 판단하여 과거에는 주로 치과에서 담당한 질환이었다. 나는 이 질환만 따로 치료한 적은 없으나 그 원인이 긴장성 두통이나 TMS와 매우 비슷하다는 생각을 하게 되었다. 목과 어깨 통증으로 찾아오는 TMS 환자들은 과거 턱관절증후군을 경험한 경우가 많았다. 턱근육은 만지면 쉽게 통증을 느끼는 부위로서 어깨, 허리, 엉덩이근육과 마찬가지로 TMS가 생길 수 있는 곳이다.

염증

염증inflammation에 대해 언급하지 않을 수 없다. 목, 어깨, 허리 통증의 원인으로 흔히 지목되는 것이 염증이고 그 때문에 코르티손cortisone과 같은 스테로이드계 항염증제와 이부프로펜ibuprofen 같은 비스테로이드계 항염증제가 처방된다.

TMS 치료 경험으로 볼 때 통증의 원인은 척추 구조나 염증 때문이 아니다. 염증은 질병이나 상처에 대한 자동적인 반응이며 기본적으로 자기방어적인 치료 과정이다. 박테리아나 바이러스에 대한 신체의 자기방어가 바로 염증인 것이다.

그렇다면 허리에서 생기는 통증은 무엇인가? 허리 상처에 대한 자연스러운 신체의 반응인가? 그게 아니라면 과연 무엇인가? 아직까지 이 질문에 대해 과학적으로 증명된 해답은 마련되지 않았다. 앞에서 나는 허리 통증의 원인을 염증이 아닌 산소 결핍 때문이라고 했다. 이는 적어도 섬유근육통을 연구하는 류머티스학에서는 지지를 받고 있다.

염좌

염좌捻挫, sprain and strain라는 단어는 발목을 삐는 것과 같은 경미하고 명백한 경우에만 사용해야 한다. TMS 증상에 대해서도 이 단어를 사용한다면 용어의 의미에 혼란을 가져올 수 있다.

지금까지 기존의 통증 진단법을 간략하게 살펴보았다. 이제 그에 따른 치료법에는 어떤 것들이 있었는지 살펴볼 차례다.

6 기존의 통증 치료

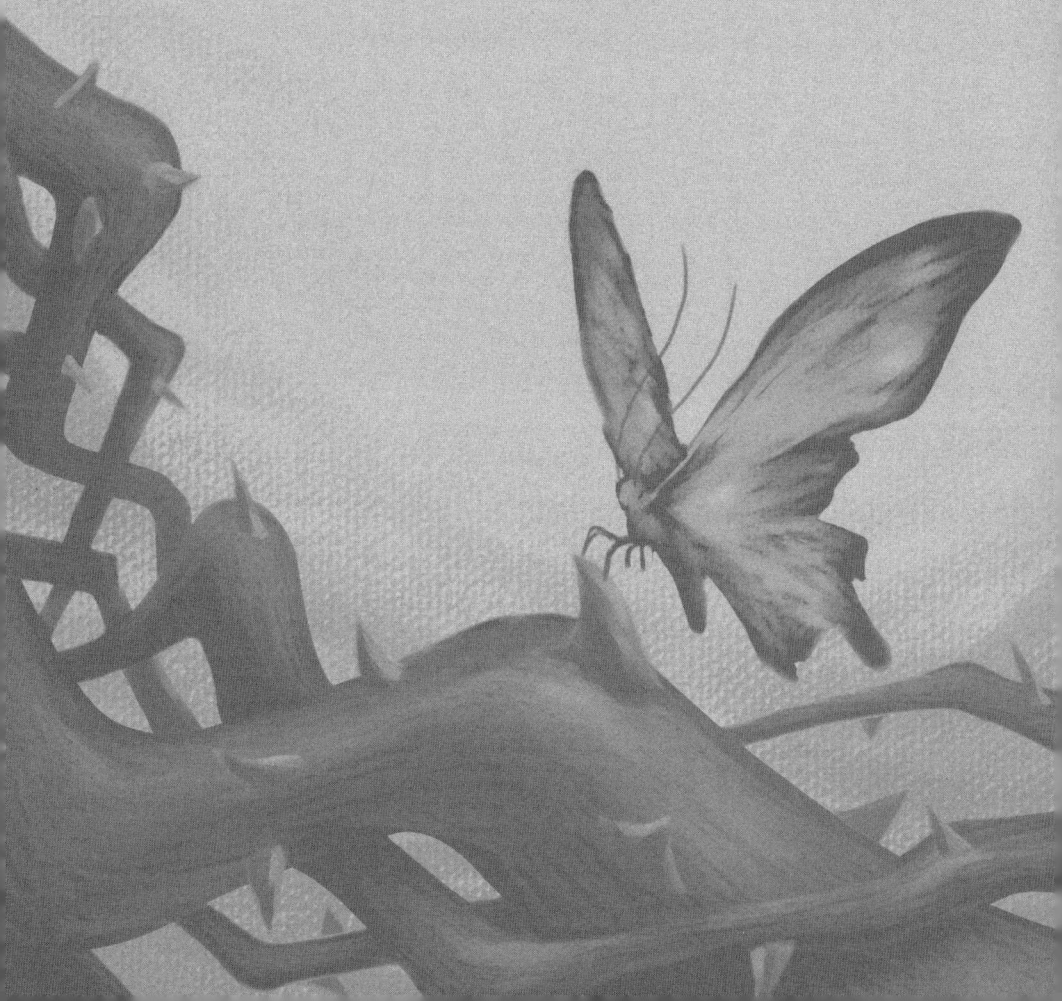

치료의 '절충주의'는 진단이 부정확하다는 것을 암시한다. 흔하디흔한 목, 어깨, 허리 통증에 대해 그토록 다양한 치료법이 존재한다는 것은 진단자가 통증의 실체를 제대로 파악하지 못했다는 증거다. 물론 환자들은 진단을 받지만 그것은 대부분 신체 구조적 진단이다. 약이나 다양한 물리치료, 각종 교정술, 견인, 침, 바이오피드백, 경피經皮 신경자극치료 transcutaneous nerve stimulation 와 수술 등 다양한 치료법들은 모두 임시적인 대증요법으로서 빈약한 진단에 근거하고 있다.

TMS가 있는 사람은 왜 이들 치료법이 자신에게 효과가 있었는지 혹은 없었는지 그리고 왜 일시적인 효과밖에 볼 수 없었는지 알기 위해서라도 이들에 대해 알아둘 필요가 있다.

이들 치료법이 의도하는 목적에 따라 설명해보고자 한다. 각각의 치료법이 말하는 통증 경감의 논리는 무엇일까? 우선 플라시보 효과에 대해 다시 한번 살펴보고 넘어가자. 통증 치료를 논하는 데 있어 플라시보 효과를 빼놓을 수는 없다.

플라시보 효과를 보이는 치료법

플라시보란 가짜약이라는 의미로서 그 자체로는 치료 효과가 없지만 좋은 치료 결과를 보이는 것으로 설탕약이 그 좋은 예다. 플라시보가 효과를 보이는 것은 신체 기관과 계통을 조절하는 마음의 능력 때문이다. 플라시보 효과를 보기 위해서는 치료자나 치료법에 대해 무조건적인 믿음을 가져야 한다. 1957년 브루노 클로퍼Bruno Klopfer 박사가 보고한 다음 이야기를 보자.

악성 림프샘암에 걸린 환자가 의사에게 크레바이오젠Krebiozen이라는 약을 투여해달라고 부탁했다. 그 약이 효과가 있다는 이야기를 들었던 것이다. 약을 투여하자 커다랗던 종양이 기적적으로 사라졌다. 그런데 크레바이오젠이 효과가 없다는 보도를 접하는 순간 종양은 다시 예전의 상태로 돌아갔다.

환자가 크레바이오젠에 매우 민감한 반응을 보인다는 사실을 눈치챈 의사는 이번에는 더 강력한 크레바이오젠을 주사하겠다고 말하고 크레바이오젠 대신 증류수를 주사했다. 다시 한번 환자는 극적으로 종양이 사라졌다. 그런데 미국의학협회에서 크레바이오젠이 효과가 없다고 공식적으로 발표하자 다시 종양이 자라났고 그로부터 얼마 후 그는 사망하고 말았다.

위의 사례를 통해 플라시보가 신체에 실제적인 영향을 미친다는 것을 알 수 있다. 환자의 강력한 믿음으로 면역계가 활발해져 종양을 파괴할 수 있는 것이다.

대부분의 신체 통증은 TMS라는 내 관찰에 근거하여 아래 치료법들도 대부분 플라시보라는 생각을 갖게 되었다.

상처 입은 부위를 쉬게 하는 치료법

신체의 특정 조직이 입은 상처 때문에 통증이 생기는 것이라면 시간을 두고 상처 부위를 쉬게 하는 것이 논리적인 처방이다. 침대에 누워 안정을 취하거나, 허리 견인을 하거나, 신체 활동을 제한하거나, 목보호대나 허리지지대를 착용하는 것 등이 모두 상처 입은 신체 부위를 쉬게 하려는 목적에서 나온 것이다. 특히 디스크 탈출 환자들에게는 거의 언제나 침상 안정이라는 처방이 내려진다.

그러나 병리 현상이 아닌 TMS의 경우 이런 처방은 옳지 않다. 환자의 움직임을 제한하고 몸속에 위험한 작용이 진행되고 있음을 암시함으로써 문제를 더 악화시킨다. 4장에서 언급한 것처럼 정서적 요소가 아닌 신체적 요소가 통증을 일으킨다는 생각은 통증을 더 심하게 만들 뿐이다.

지지대나 보호대 같은 것을 착용한 사람들도 사실은 해당 신체 부위를 조금씩 움직이는 것을 보면 실소를 금할 수 없다. 이들 치료법으로 통증이 나은 사람은 플라시보 효과이다.

통증을 줄이는 치료법

통증을 줄이는 것이 모든 치료법의 목적이기는 하지만 통증을 줄이는 치료법은 사실 통증 자체를 없애려는 것으로 이 역시 대증요법이다. 따라서 열등한 의학일 수밖에 없다. 모르핀과 같은 강력한 진통제는 아주 심한 통증일 경우에만 사용될 수 있을 뿐 적절한 치료법은 될 수 없다.

흔히 사용되는 침은 국부 마취제와 비슷하게 통증 자극이 뇌에 전달되는 것을 차단한다. 통증 경감을 기대할 수 없는 만성 질환에 대해 침을 사용할 수 있지만 어깨나 허리가 아픈 환자에게는 일시적인 통증 완화 효과가 있을 뿐이다. 통증의 근본 원인인 무의식의 작용에는 아무런 영향을 미치지 못한다.

국부 마취제를 주사하는 신경 차단 역시 통증이 심할 경우 많이 사용하는 방법으로 침과 비슷한 효과가 있다.

신경 자극 치료는 통증 부위에 경미한 전기자극을 주어 통증을 완화하는 것이다. 전극을 통증 부위에 부착하고 환자가 자극의 세기를 조절할 수 있다. 이 역시 침이나 신경 차단처럼 일시적인 효과를 보일 뿐이다.

이들 치료법으로 통증이 완화됐다면 플라시보 효과가 아닌지 의심해야 한다. 문제의 근본 원인을 해결하지 않았기 때문이다.

신체를 이완시키는 치료법

신체를 이완시키는 치료법에 대해 나는 그것이 무슨 목적을 위한 것인지 묻고 싶다. 통증 완화에는 매우 미묘한 문제가 있다. 침착하고 이완된 상태에서 통증을 덜 느끼는 것은 사실이지만 그런 이완 상태를 유도하는 것은 다시 대증요법에 머물고 만다. 근본 문제는 여전히 해결되지 않고 남아 있기 때문이다. 게다가 하루의 몇 시간을 이완을 위해 투자할 것인가도 애매한 문제이다. 나는 환자들에게 신체를 이완시키는 것이 해롭지는 않지만 그것만으로 통증을 없애려고 해서는 안 된다고 조언한다.

바이오피드백은 바로 이런 이완 반응을 통해 통증을 경감시킨다. 이마에 전극을 부착하고 근육의 긴장도를 측정한 다음 환자가 측정 결과를 직접 보면서 근육을 더 이완시키는 방법이다. 그러나 바이오피드백 역시 일시적인 증상 완화를 보일 뿐 근본적인 치료법은 되지 못한다.

신체 구조를 바로잡는 치료법

신체 구조를 바로잡는 치료법 중 가장 흔한 것이 손을 이용한 수기手技치료 manipulation이다. 그러나 나는 신체 구조의 이상을 손으로 해결할 수 있다고 생각하지 않는다. 수기 치료 직후 통증이 극적으로 줄어드는 경우가 있는데 이는 전형적인 플라시보 효과다.

수기만큼 흔하지는 않지만 튀어나온 디스크를 제거하기 위한 외과 수술도 흔히 볼 수 있다. 그러나 디스크 환자들을 상대로 한 진료 경험으로 볼 때 튀어나온 디스크 때문에 통증이 발생하는 것은 아니다. 물론 의사는 튀어나온 부분을 제거해야 한다는 진실된 믿음을 가지고 수술에 임한다. 그럼에도 불구하고 내 치료 경험상 수술이 통증 경감을 보이는 것 역시 플라시보 효과 때문이라는 인상을 지울 수 없다. 플라시보 효과의 강도는 환자의 믿음의 크기에 좌우된다. 이 때문에 수술이 그토록 강력한 플라시보 효과를 낼 수 있다.

이 책에서 반복해서 이야기한 것처럼 대부분의 경우 디스크 탈출보다는 TMS로 인한 통증일 가능성이 많다. 따라서 튀어나온 디스크를 제거한다고 해서 근본 문제가 해결되는 것은 아니다.

수술과 비슷한 치료법으로 키모파파인^{chymopapain}이라는, 파파야 열매에서 추출한 단백질 효소를 튀어나온 디스크에 주입하여 용해시키는 침습시술도 있다. 이것은 수술만큼 끔찍하지는 않지만 튀어나온 디스크가 통증의 주범이 아니므로 수술의 경우와 똑같은 비난을 면하기 어렵다. 게다가 이 효소에 민감한 반응을 보이는 경우도 보고된 바 있다.

경추 견인은 목뼈의 간격을 넓히려는 것인데 이 역시 신체 구조의 이상을 바로잡으려는 것으로, 신경이 조이지 않도록 경추신경이 지나가는 신경 구멍을 넓히는 것이다. 그러나 이미 앞에서 말했듯이 신경이 조인다는 생각은 허구에 지나지 않는다.

근육을 강화하는 치료법

허리와 배의 근육을 강화하면 통증을 예방할 수 있다는 생각이 오랫동안 퍼져 있었다. 그러나 그것은 잘못된 생각이다. 근육을 강화시키는 운동을 한다고 해서 통증이 사라지거나 예방할 수는 없다. 만약 통증이 사라진다면 그것은 플라시보 효과에 의한 것이다. 그렇지만 신체 활동에 대한 두려움을 없애기 위해서라면 운동을 적극 권한다.

디스크 때문에 통증이 생긴다는 주장을 거부했던 허버트 로조모프 박사는 마이애미 의과대학에서 만성 통증을 성공적으로 치료할 수 있는 프로그램을 많이 개발했다. 그의 프로그램에는 격렬한 운동도 포함되어 있다. 물론 이를 통해 환자들은 신체 활동을 좀더 자유롭게 할 수 있게 되었지만 여전히 통증을 안고 살아야 했다. 이 역시 통증의 근본 원인을 해결하지 못했기 때문이다.

혈액 순환을 원활하게 하는 치료법

통증을 느끼는 부위를 따뜻하게 해줌으로써 혈액을 많이 공급하거나 초음파 방사선을 이용해 근육에 열을 가할 수도 있다. 이렇게 조직 깊숙이 마사지하는 것은 운동과 같은 효과를 낸다. 그러나 흔히 생각하는 것과 달리 뜨거운 찜질은 근육은커녕 피부 밑으로도 열이 침투해 들어가지 못하기 때문에 해당 부위에 혈액을 공급하지 못한다. 산소 결핍이 TMS 통증의 원인이라는 내 주장에도 불구하고 혈류량을 증가하여 산소를 공급하는 처방을 내리지 않는 것은 이 역시 신체적 치료법일 뿐 문제의 근본 원인을 해결하지 못하기 때문이다. 신체적 치료법을 거부하는 이유는 4장에서 자세히 설명했다.

얼음찜질, 온찜질, 초음파 온열치료, 심부 마사지, 표면 마사지, 적극적인 운동요법 등은 모두 통증의 원인을 고려하지 않은 방법이다. 예를 들어 디스크 탈출 진단을 받은 환자가 수술하지 않고 일정 기간 침상에서 안정을 취하다가 통증이 계속되면 온열치료나 마사지, 운동 등 물리치료를 한다. 나는 그 목적을 이해할 수 없다. 물리치료를 한다고 해서 튀어나온 디스크가 다시 들어가는 것은 아니다. 잠시 혈류량을 증가시키고 근육을 강하게 할 수는 있지만 역시 근본적인 해결책은 되지 못한다.

나도 예전에는 이런 처방을 수없이 내렸지만 논리가 빈약하다는 점을 인정할 수밖에 없다. '무엇인가를 하면 통증은 사라질지도 모른다.' '배와 허리근육을 튼튼하게 하면 척추를 보호할 수 있다.' '근육을 이완시켜라.' 와 같은 논리인 것이다.

뛰어난 물리치료사라면 치료 효과가 있을 수 있다. 그러나 그것 역시 일시적인 플라시보 효과다. 더구나 물리치료를 계속적으로 받아야 하고 수많은 금기사항에 얽매여 통증 재발에 대한 공포심을 안고 살아야 한다.

염증 치료법

염증 치료에 대해 나는 '무슨 염증?'이라는 즉각적인 반응을 보인다. 진료 경험으로 볼 때 허리 환자 중 염증이 있었던 경우는 한 번도 없었다. 그런데도 각종 항염증제를 투여하고 있다. 항염증제의 효과를 판단하기 어려운 이유는 항염증제에 어느 정도 진통 효과가 있기 때문이다. TMS에는 아무런 염증도 없으므로 항염증제를 통해 통증이 완화되었다면 진통 효과나 플라시보 효과 때문으로 보아야 한다.

한 가지 예외는 있다. 스테로이드계 항염증제는 통증을 일시적으로 줄이는 효과가 있다. 그러나 또다시 통증은 재발한다. TMS인 것이다. TMS는 영구적인 치료법으로 해결하지 않으면 안 된다.

만성 통증 치료법

4장 끝부분에서 이차적 부수효과이론에 근거한 통증 치료에 대해 이야기한 적이 있다. 그러나 통증을 '치료'한다는 것은 의학적 근거가 빈약하다는 점을 다시 강조해야겠다. 통증은 열이 나는 것처럼 하나의 증상일 뿐인데 그것이 이차적 부수효과에 의해 통증을 과장한다는 가정을 토대로 이제 하나의 독립된 질병의 위치로 올라섰다. 그러나 앞에서 이야기했듯이 이 이론은 통증에 대한 신체 구조적 원인을 계속 필요로 한다.

내 경험으로 대부분 통증의 원인은 TMS에 전형적으로 나타나는 생리적 변화 때문이다. 즉 생리적 변화가 통증이나 기타 증상으로 나타나는 것이다. 통증을 포함한 증상만 치료하는 것은 폐렴 환자의 열을 치료하는 것만큼이나 현명하지 못한 일이다.

증상에만 집중하는 것은 통증의 원인을 정확하게 진단하지 못하기 때문이다. 통증이 심각한 만성으로 변하고 일상생활을 방해하는 경우가 많아지자 의사들은 다른 누군가가 자신들의 부담을 덜어주기를 바랐다. 그래서 행동심리학자들이 심리적 필요에 의해 통증이 생긴다는 이론을 내놓자 기꺼이 자신들의 책임을 그들에게 넘겼다. 의사들이 진단자로서의 역할을 방기하는 동안 통증은 이제 심리학자들의 인가를 얻어 질병의 지위에 올라서게 된 것이다.

그러나 통증은 과거에도 그랬고 앞으로도 어디까지나 하나의 증상일 뿐 그것 자체가 질병은 아니다. 통증이 심해지고 만성으로 변하는 것은 통증의 원인이 심각해졌고 그 원인을 제대로 알지 못하기 때문이다. 이처럼 만성 통증이라는 것은 잘못된 진단이 빚은 결과다. 다음은 이 점을 명확히 보여주는 사례다.

통증으로 2년 넘게 고생한 중년 여성이 나를 찾아왔다. 허리와 다리 통증이 심해 수술을 두 차례나 받았으며 신체 활동에도 제한을 받고 있었다. 검사 결과 신체 구조에는 전혀 문제가 없었으며 단지 심한 TMS 증상을 보인다는 점만 확인할 수 있었다. 그녀는 어릴 적에 정서적으로나 성적으로 심한 학대를 받았고 그에 대해 내면에 엄청난 분노를 쌓아두고 있었다. 언제나 좋은 엄마 역할에 충실했던 그녀는 내면에 쌓여 있는 분노를 알지 못했다. 분노는 오랫동안 그녀 안에서 곪을 대로 곪았고 심한 통증에 의해 감시를 받고 있었다.

이 여성의 경우 만성 통증이라는 질병이 있었던 것은 아니다. 단지 심리적 상처에서 연유한 TMS 증상을 보였을 뿐이다. 그렇다면 그녀의 통증이 어떤 심리적 이익을 얻기 위한 것이라고 보기는 어렵다. 이 사례는 통증의 심리적 보상을 이야기하는 이차적 부수효과이론에 반대하는 이유가 될 것이다.

TMS를 치료하려면 교육 프로그램이나 정신 치료를 받아야 한다. 대부분의 환자는 정신 치료까지 필요하지는 않지만 그래도 우리들 모두가 분노나 불안 같은 부정적 감정들을 만들어내고 억압하고 있다는 것과 이런 감정들이 신체적 증상으로 나타날 수 있다는 사실은 알고 있어야 한다.

몸과 마음 7

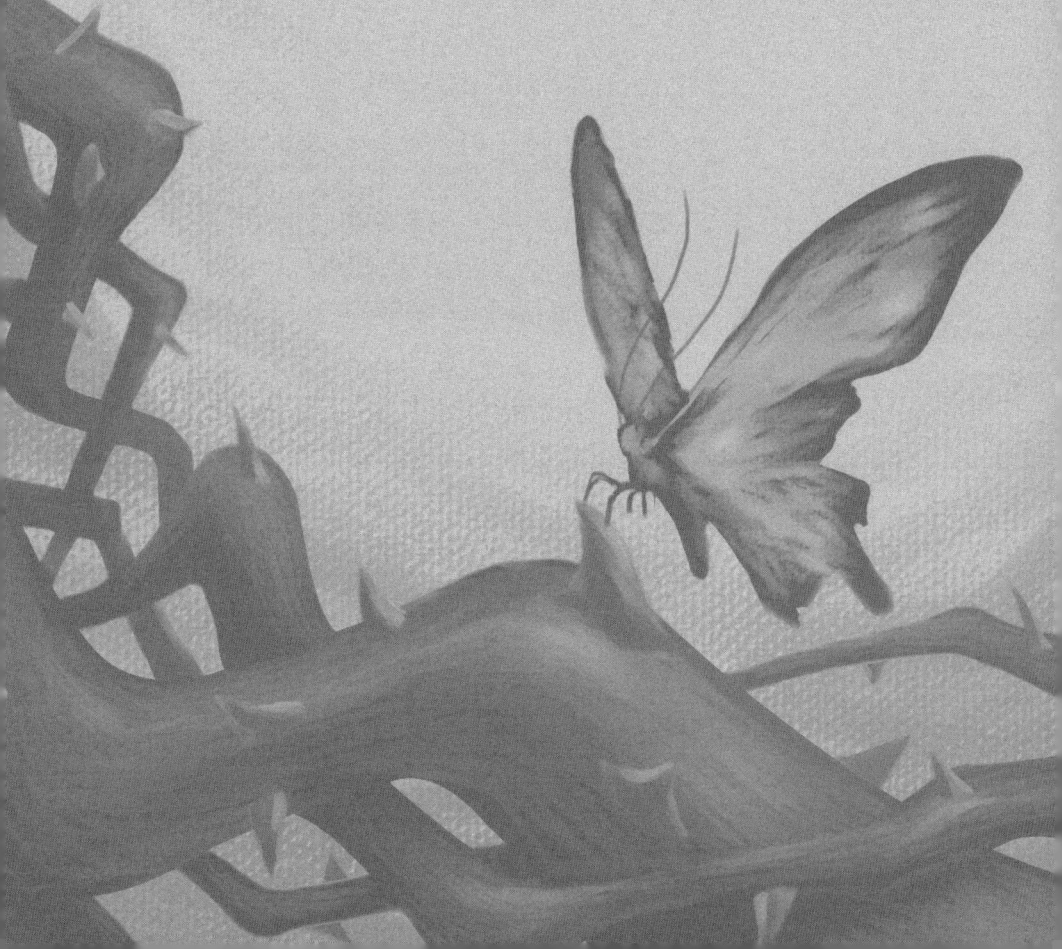

TMS는 몸과 마음의 상호작용을 가장 극적으로 보여주는 예다. 의학이 몸과 마음의 관계에 대해 인식한 것은 이미 오래되었다. 히포크라테스는 천식 환자들에게 화를 조심하라고 당부했는데 이는 2천5백 년 전에 이미 정서가 질병에 영향을 미친다는 것을 알고 있었다는 이야기다.

 몸과 마음이 긴밀히 상호작용한다는 생각은 17세기 프랑스의 철학자이자 수학자인 데카르트에 의해 결정타를 맞게 된다. 데카르트는 몸과 마음은 분명히 다른 영역에 속하므로 그에 대한 연구도 별개로 해야 한다고 주장했다. 또한 마음은 철학이나 종교가 다루어야 할 문제인 반면 몸은 객관적이며 검증 가능한 방식으로 다루어야 한다고 했다. 데카르트의 생각은 아직도 현대 의학의 연구와 실습 모델이 되고 있다. 의사들은 질병을 신체라는 기계의 고장으로 보고 이를 발견하고 바로잡는 데 자신의 역할을 한정한다. 의학 연구도 실험실에 의존하고 있으며 실험할 수 없는 것은 비과학적인 것으로 치부되고 있다. 의학계에서 데카르트의 영혼은 여전히 씩씩하게 살아 있다.

샤르코와 프로이트

19세기 후반 유명한 프랑스의 신경학자 장 마르탱 샤르코Jean Martin Charcot는 히스테리 환자들에 대한 보고를 통해 몸과 마음의 상호작용에 새로운 빛을 던져주었다. 히스테리 환자들은 눈에 보이는 신경 이상은 없었지만 팔과 다리에 심한 마비 증세를 보였다. 샤르코는 최면을 통해 환자들의 마비 증세를 없앴고 이는 당시 의학계에 큰 논란을 일으켰다. 몸과 마음의 상호작용에 대해 이보다 더 극적인 사례가 있을 수 있을까?

당시 샤르코를 찾아왔던 많은 의사들 중에는 빈의 신경학자 프로이트도 포함되어 있었다. 프로이트가 개발한 무의식과 잠재의식은 인간 이해에 필수적인 개념으로서 이 업적으로 프로이트는 우리에게 매우 친숙한 이름이 되었다. 그러나 프로이트가 이 주제를 연구하기 시작한 지 백 년이 지났지만 잠재의식에서 일어나는 감정의 활동과 그것이 몸과 마음에 미치는 영향에 대해서는 소수의 정신과 의사와 심리학자들만 이해하고 있을 뿐이다. 이는 매우 안타까운 일이다. TMS뿐 아니라 위궤양, 대장염과 같은 질환들도 잠재의식에서 일어나는 감정들과 관련이 있기 때문이다.

프로이트는 히스테리 환자들에게 관심이 많았고 이들을 대상으로 연구하기 시작했다. 그는 마취로 팔과 다리의 마비 증세를 없앨 수 있다는 사실에 무척 고무되었지만 그것이 완전한 치료법은 되지 못한다고 판단했다. 마침내 프로이트는 환자들이 보이는 극적인 유사 증상들(그는 '전환 히스테리 증상'이라고 불렀다)이 잠재의식에서 일어나는 복잡한 과정의 결과라고 결론지었다. 이들 증상은 잠재의식에 억압된 감정이 신체적으로 표출된 것이며 무엇인가를 상징하고 있다고 생각했다. 또한 고통스러운 감정에 대한 억압이 일종의 방어 기제로 작동한다고도 했다. 그러나 프로이트는 전환 히스테리의 증상과 위나 대장에 나타나는 증상을 구분하고 후자는 심리 치료의 대상이 아니라고 했다. 대신 전환 히스테리 환자들은 정신분석을 통해 도움을 줄 수 있다는 것을 발견했다.

프로이트의 가장 큰 공헌은 인간 무의식의 존재를 증명하고 평생 동안 연구했다는 점이다. 그의 업적은 아인슈타인, 갈릴레오 등 위대한 과학자와 비견될 만하다.

프란츠 알렉산더

프로이트가 몸과 마음의 관계를 처음으로 제기한 사람이라면 이를 임상 현장에서 적극적으로 적용한 사람은 프란츠 알렉산더Franz Alexander다. 그는 시카고 정신분석연구소에서 동료들과 함께 20세기 정신신체의학의 가장 중요한 작업을 수행했다. 위궤양과 같은 신체기관의 이상도 심리적인 요인에 의해 생길 수 있다고 주장함으로써 이 분야에서 프로이트를 넘어서려 했다. 그는 궤양이나 대장염을 소위 '자라는 신경증vegetative neurosis'이라고 이름

붙이고, 이것은 반복적인 스트레스 상황에 대한 신체의 생리적 반응이라고 했다.

그는 또한 위장병, 기관지 천식, 심장 부정맥, 고혈압, 심인성 두통, 편두통, 피부 질환, 갑상선 기능 항진증, 류머티스관절염 등도 연구했다. 이들 각각의 병들도 심리적인 이유가 있을 것이라고 생각했다. 예를 들면 분노 때문에 고혈압이 생긴다는 식이었다.

그는 또한 현대 의학의 편견을 드러내는 중요한 작업도 수행했다. 1950년 《정신신체의학》이라는 의학 잡지를 통해 19세기 과학적 의학이 시작되면서 인간의 심리가 건강과 질병에 미치는 영향이 무시되었다고 주장했다. 현대 의학은 물리학과 화학에 의해 모든 것을 설명할 수 있다고 생각하고 있으며, 인간의 신체를 복잡한 기계에 비유하여 의사는 복잡한 기계가 어떤 부품으로 되어 있는지 알기만 하면 된다는 것이다. 현대 의학은 이렇게 인간을 질병으로부터 해방시킬 수 있다고 생각해왔다. 앞에서도 이야기했듯이 데카르트에 의해 처음 제시된 이 기계론적 의학은 미신으로 가득 찬 과거의 의학에 대한 반동이었다. 무의식의 문제를 제기한 프로이트와 그 제자들 역시 이런 맥락에서 비과학적이라고 무시당했다.

병에 대한 물리화학적 개념의 지배

알렉산더는 자신이 과학적인 방법을 동원해서 당시 의학의 편견에 당당히 맞섰다고 생각했다. 그리고 이제 건강과 질병에서 마음의 역할이 중시되는 시대가 올 것으로 기대했다. 그러나 프로이트의 열정적이고 재능 있는 제자들이 의료 현장에서 사라지자 또다시 마음의 역할은 무시당했다. 데카르트의 기계론적 의학이 다시 득세했고 마음은 의료 연구의 영역에서 배척되었다. 알렉산더와 그의 동료들이 창간했던 잡지 《정신신체의학》은 연구소나 통계학자들의 손에 넘어가게 되었다. 이들 통계학자들은 실험실에서 연구할 수 없는 몸과 마음의 관계 같은 것은 비과학적인 것이라고 무시했다.

시간이 흐르면서 물리화학적인 의학관은 더욱 굳어져 심지어 정신과 의사들도 자신을 '생물학적 정신과 의사'라고 부르게 되었다. 즉 이제 정신 질환조차도 신체 화학작용의 부산물이라고 생각하게 된 것이다. 따라서 우울증이나 불안 역시 뇌의 화학물질이 일으키는 작용으로 보고, 이런 화학작용의 잘못된 부분을 찾아내어 적절한 약을 처방하는 것이 자신들의 의무라고 생각했다.

정신 질환도 뇌의 화학물질의 작용 때문이라는 주장은 그 화학물질이 특정한 정서 상태의 결과나 증상일 뿐 원인은 될 수 없다는 점에서 잘못되었다. 뇌의 화학물질을 다룸으로써 환자를 치료하려 한다면 대증요법이라는 열등한 의학을 시술하는 것이다.

예를 들어 경제적인 문제 때문에 여러 불안 증상을 보이는 환자에게 그에 대한 근본적인 해결책을 제시하지 않고 신경안정제만 투여한다면 이는 열등한 의학일 수밖에 없는 것과 같은 이치다.

의학은 지난 35년 동안 이처럼 질병에 대한 물리화학적인 관점으로 급속히 후퇴했다. 이제 주류 의학은 몸과 마음의 관계에는 일말의 관심도 보이지 않는 듯하다. 1985년 《뉴잉글랜드의학저널》은 논설에서 몸과 마음의 관계에 대해 이제까지 알려진 것들은 모두 엉터리라고 했다. 몸과 마음의 관계에 대한 훌륭한 연구가 많이 진행되고 있던 상황에서 이 논설은 전 세계로부터 거센 반항을 받았다. 그러나 이 사건은 동시에 데카르트의 기계론적 의학이 아직도 건재하고 있음을 보여주는 것이었다.

다행히 영국의 저명한 의학 잡지 《랜싯》에 의해 어느 정도 두 진영의 균형이 회복되었다. 1985년 7월호 논설에서 몸과 마음의 관계에 대한 연구 현황을 보고하고 이에 대해 의학계가 더 많은 관심을 쏟아야 한다고 지적했던 것이다. 이 잡지가 《뉴잉글랜드 의학저널》보다 더 권위가 있다는 것은 아니지만 좀더 객관적이고 과학적인 견해를 표명하고 있다고 생각한다.

몸과 마음에 대한 연구 현황

내가 이렇게 현실을 냉혹하게 그리는 이유는 현재 미국의 의학이 대부분 신체 구조적 설명에 집착하기 때문이다. 그러나 희망이 전혀 없는 것은 아니다. 새로운 아이디어가 처음 제기될 때는 외면당하는 경우가 많다. 특히 오랜 기간 신봉하고 유효했던 원칙에 반하는 것일 때는 더욱 그렇다. 지난 백여 년 동안 의학의 가장 큰 발전이라고 한다면 페니실린과 같은 실험실의 성과를 빼놓을 수 없다. 우리는 소위 '실험의학'의 덕을 톡톡히 보았다. 그러나 마음처럼 어렵고 신비로운 현상을 탐구할 경우에는 지금과는 다른 새로운 연구 방법을 필요로 한다.

프란츠 알렉산더는 아리스토텔레스의 운동 관념이 지난 2백 년 동안 역학力學의 발전을 느리게 했다는 아인슈타인의 말을 인용하면서 마음, 특히 정서가 몸에 미치는 영향을 연구하는 데 있어 신체와 마음의 이원론이 걸림돌이 되어서는 안 된다고 했다.

현대의 의사들은 왜 몸과 마음이라는 개념에 당혹해하는가? 그것은 스스로를 인간 신체를 다루는 기술자라고 생각하기 때문이다. 그들에 따르면, 건강과 질병은 물리화학적인 관점으로 충분히 설명할 수 있으며, 사고나 감정이 물리화학적인 작용에 영향을 미칠 수 있다는 생각은 마치 이단처럼 들리는 것이다. 이것이 내 작업이 그토록 무시를 받았던 이유다. 나는 몸에서 일어나는 병의 과정은 정서 현상의 결과이며 따라서 마음을 다스려 병의 과정을 멈출 수 있다는 것을 보여주었다. 그러나 이런 생각은 엄청난 이단으로 받아들여졌다.

오히려 사려 깊은 일반인들이 이런 생각에 더 호의적인데 그들은 정규 의학교육을 받지 않았고 그에 따르는 철학적 편견도 없기 때문이다. 현대 의학은 이제까지 익숙했던 분야에만 자신의 영역을 한정시키기 때문에 더 이상의 발전을 기대하기 어렵게 되었다. 의학은 끊임없이 새로운 아이디어에 의해 기존의 생각이 바뀌고 있는 이론물리학의 경우를 참고해야 한다.

몸과 마음의 상호작용에 대한 가정

몸과 마음의 상호작용에 대한 최근의 성과들을 살펴보기에 앞서 우선 이에 대한 내 생각을 밝히려고 한다. 이들 생각은 대부분 TMS 진단과 치료 경험으로부터 나온 것이다. 단 이는 어디까지나 아직 가설에 불과하다.

우선 나의 기본적인 생각은 정신적·정서적 상태로 인해 신체기관과 계통이 좋은 쪽으로든 나쁜 쪽으로든 영향을 받을 수 있다는 점이다. 이것이 정확히 어떤 메커니즘에 의한 것인지는 현재 연구가 진행되고 있으므로 아직 확실하게 밝혀지지 않았다. 그렇다고 위축될 필요는 없다. 귀로 듣는 뒤죽박죽의 소리를 이해하고, 눈으로 들어오는 복잡 다양한 사물을 인지하는 과정에 대해서도 우리는 거의 아는 바가 없기 때문이다. 루르드(성모 마리아가 18번 출현했다는 프랑스의 가톨릭 성지)에서 일어난 일들, 인도 수행승들의 신비한 행적, 플라시보 효과 등은 모두 실재하는 것들이다. 의학은 이에 대해 진지하게 연구해야 할 것이다.

인간 정신의 구성

의식적·무의식적인 인간의 정신은 여러 차원의 서로 모순되는 힘들로 이루어져 있는데 대부분 잠재의식 수준에서 작동되고 있다. 이는 주로 프로이트의 업적으로서 우리는 이드^{id}, 자아^{ego}, 초자아^{superego} 등에 대해 이미 알고 있다. 나는 진료 경험을 정신분석학적으로 해석할 정도의 지식을 갖추고 있지 못하다. 다만 내가 할 수 있는 것은 관찰한 바를 이야기하고 그것이 심리적으로 갖는 의미를 제시하는 것이다. 그것이 현대 정신분석이론의 어디에 해당하는가는 전문가들의 몫일 것이다.

우리는 다양한 정서의 메커니즘을 간단히 '성격'이라는 말로 표현한다. 강박적인 성격, 완벽주의적인 성격 등 다양한 종류의 성격이 있다. 그러나 우리가 잘 알지 못하는 무의식 속의 성격도 있는데 일상생활에서 더 중요한 영향을 미치는 것은 무의식의 성격이다.

　인간의 성격 구조는 기본적으로 유사한 요소들로 구성되어 있다. 다만 각 요소들의 비율이나 중요도에서 개인차가 있을 뿐이다. 예를 들어 양심은 누구에게나 있지만 어떤 사람은 양심이 매우 강하게 삶을 지배하는 반면 어떤 사람은 그렇지 않다.

　무의식의 성격 중 매우 중요한 부분이 유치하고 원초적이며 자기애적인 성향이다. 그것은 다른 사람의 요구나 필요에 아랑곳하지 않는 자기 중심의 성격으로 크기는 사람마다 다르다. 주로 어린 시절의 경험이 이런 자기애적 성향의 크기를 좌우한다. 어린 시절은 타인에게 많이 의존하며 스스로 결정을 내리지 못하고 주위의 인정을 요구하는 시기다. 참을성도 별로 없어 분노와 불안이 많이 쌓이게 된다. 어른이 되어서도 이런 성향을 어느 정도 가지고 살아가지만 개인에 따라 정도가 다를 뿐이다.

　위대한 신화학자이며 철학자이자 교사인 조지프 캠벨Joseph Campbell은 원시부족 사회의 통과의례에 대해 언급했다. 통과의례는 어린이에서 어른으로 넘어가는 확실한 징표로서 유아적 성격의 잔재를 청산하는 것이다. 현대의 성인식은 원시부족의 통과의례처럼 강력한 힘을 발휘하지 못해 현대인들은 어른이 되어서도 유아적 성향을 보일 수 있다. 따라서 우리에게는 좀 더 강력한 통과의례가 필요한 것인지 모른다.

　불안이라는 것은 어쩌면 일상생활의 스트레스에 대한 내면의 유아적 성향이 반응하는 것은 아닐까? 스트레스가 크면 클수록 불안의 양도 더 커진다. 분노도 마찬가지다. 분노는 인간의 감정 중 가장 중요하면서도 제대로 알지 못하는 것이다.

1984년 유명한 정신분석학자이자 윤리학자인 윌러드 게일린^{Willard Gaylin}은 저서 《우리 안의 분노^{The Rage winthin}》에서 현대인들의 분노에 대해 이야기했다. 그는 이 책을 통해 현대 문명사회에서 분노는 적절하지 못한 감정으로 인식되기 때문에 그것을 무의식적으로 억압하면서도 그 존재를 전혀 알지 못한다고 했다. 인간이 분노를 억압하는 이유에 대해서는 2장에서 이미 다루었다.

적절치 못한 감정을 억압하는 것이 한 개인의 정서 생활에 있어 매우 중요한 의미가 있음을 우리는 프로이트를 통해 배웠다.

감정 영역의 반대편 끝에는 초자아라는 것이 있다. 이것은 우리가 해야 할 것과 하지 말아야 할 것을 규율하는 입법자, 감독관과 같다. 사실 이런 초자아는 분노와 불안을 더 가중시킬 수 있다. 앞에서 이야기했지만 TMS에 걸리는 사람은 매우 열심히 일하고 책임감과 성취욕이 강한 사람이다.

한 가지 덧붙이자면 인간은 부정적인 감정을 억압하지만 그것을 의식수준으로 끌어내려는 성향도 강하다는 점이다. 이런 성향 때문에 TMS, 위궤양, 편두통 등의 증상을 통해 억압된 감정을 회피하게 된다.

등가물의 원칙

이제 TMS가 몸과 마음이라는 보다 큰 구도에서 어디에 위치하는지를 살펴볼 차례다. TMS는 몸과 마음의 상호작용을 잘 보여주는 예다. 나는 TMS가 위궤양, 경련성 결장염, 변비, 긴장성 두통, 편두통, 심장박동수의 증가, 습진, 알레르기성 비염, 전립선염, 이명, 어지럼증 등 다양한 증상에도 불구하고 그 목적은 한 가지, 즉 억압된 부정적 감정의 회피라고 생각한다. 후두염, 병적으로 입이 마르는 증상, 잦은 오줌 등도 모두 비슷한 목적을 가지고 있다. TMS 환자에게 자주 나타나는 이들 증상은 서로 대체될 수 있다. 심각한 편두통으로 고생하던 환자가 두통이 사라지자 요통과 좌골신경통이 생겼다고 하는 것이 그런 사례다.

이런 다양한 증상들이 모두 서로 등가물이라는 생각은 TMS 통증이 사라지면 이들 증상들이 흔히 나타난다는 사실로도 뒷받침된다. 봄철 꽃가루로 인한 알레르기 증상인 건초열의 경우 이런 다양한 증상들이 많이 나타난다. 이 증상들은 모두 심리적으로 동일한 이유 때문에 생긴다.

몇 달 전 환자로부터 편지 한 통을 받았다.

"기억하실지 모르겠지만 선생님 강의가 끝나고 수십 년 동안 앓던 위장병에 대해 말씀드렸더니 그 역시 억압된 감정 때문이라고 하셨죠. 고등학교 3학년 이후 밥을 먹을 때면 항상 위장약을 먼저 먹어야 했는데 선생님이 말씀하신 무의식의 힘을 깨닫고 나서부터는 위장병이 씻은 듯이 사라졌어요. 물론 다른 사람들은 잘 믿지 않으려 하지만 저는 확실히 알 수 있어요."

등가물 이론과 관련하여 흥미로운 사실을 관찰할 수 있다. 이제까지 열거한 다양한 증상들이 모두 심리적 긴장 때문이라는 사실은 특정 신체 질환이 각각에 고유한 심리적인 의미를 갖는다는 프란츠 알렉산더의 주장과는 다르다. TMS와 기타 질환들에 대한 내 경험으로 볼 때 이들 증상들은 모두 분노와 불안이라는 공통적인 요인을 가지고 있었다.

위산 과다, 대장염, 편두통, 심장박동수의 증가, 그리고 TMS에 흔히 나타나는 근골격계 질환들은 모두 억압된 분노의 결과라는 것을 알 수 있었다. 그런 다음에는 대개 분노의 이유를 추적했고 그러자 통증은 자연히 사라졌다.

　건초열이 면역계의 오작동에 의한 것이라고 알고 있는 우리에게 위의 증상 대부분이 신체의 자율신경계로 인한 것이라는 사실은 흥미롭게 다가온다. 이 부분에 대해서는 뒤에 정신신경면역학psychoneuroimmunology이라는 새로운 분야에 대해 설명할 때 다시 이야기할 것이다(194쪽을 참고하라).

억압된 감정에 대한 방어 수단

이 부분은 이미 2장에서 살펴보았으므로 여기서는 근골격계, 소화계통, 비뇨생식기 등에 나타나는 신체 증상 역시 부정적인 감정으로부터의 회피 수단이 될 수 있다는 점을 다시 한번 강조하고자 한다. 즉 마음이 부정적인 감정을 제대로 처리하지 못하는 것이다. 이 지점에서 지적해야 할 것은 의식적인 선택과 무의식적인 선택은 구별되어야 한다는 점이다. 앞에서 말한 것처럼 TMS 환자는 현실 문제를 잘 처리한다. 문제가 있는 것은 그들의 무의식이다. 따라서 무의식의 문제를 인식할 줄 알게 되면 이런 회피전략은 더 이상 먹혀들지 않게 될 것이다. 4장에서 이야기한 것처럼 내 첫 책을 읽고 통증이 사라졌다는 환자가 많다는 사실은 그들이 새로 습득한 정보 때문에 '치료'가 된 것임을 보여준다. 이것은 분명 미봉책인 플라시보 효과와는 다르다.

　프로이트와 그 제자들은 히스테리도 통증이라는 증상으로 나타날 수 있다고 보았다. TMS 환자들은 근육이나 좌골신경 등의 통증 외에도 이상한 느낌을 자주 경험한다. '피부 밑에 깨진 유리조각이 들어 있는 것 같다'는 말도 그들이 자주 사용하는 표현이다. 프로이트라면 이것을 히스테리 통증이라고 불렀을 것이다. 이런 히스테리 통증은 자율신경계가 아닌 감각운동계를 통해 영향을 미치는 것으로 여기에는 또 다른 심리적 이유가 있다. 하지만 TMS와 그 등가물, 그리고 소위 히스테리 통증은 모두 똑같은 심리적 요인에서 출발하는 것이다. 심리적 문제가 얼마나 크냐에 따라 이들 증상들 중 하나를 선택하게 되는 것으로 보인다.

심리적인 요인의 통증에 대한 단일이론

1959년 7월 앨런 월터스Allan Walters 박사는 캐나다 신경학회에서 '소위 히스테리 통증으로 알려진 심인성 국부 통증'이라는 주제를 발표했다. 그것은 의학저널 《브레인》 1961년 3월호에 실렸다. 월터스 박사는 히스테리 통증이라는 용어는 정확하지 않으며, 여러 다양한 정신적·신경적 요인으로 인해 히스테리나 유사 히스테리 증상이 나타날 수 있다고 생각했다(이는 내가 위에서 말한 것과 매우 비슷하다). 이처럼 신경해부학적으로 일치하지 않는 신체 부위에도 나타날 수 있는 것이 히스테리 통증의 특징이다.

월터스는 이런 종류의 통증에 대해 '심인성 국부 통증psychogenic regional pain'이라는 용어를 사용할 것을 제안했다. 마음이 원인이므로 '심인성'이라 했고(모든 환자들에 대해 심각한 신체 질병이 없는지 확인했다) 특정한 신경 장애와 상관없이 몸의 일부에 통증이 나타날 수 있으므로 '국부'라는 용어를 썼다.

내 경험도 월터스 박사의 의견과 일치한다. 나는 정신분열증, 조울증 환자뿐만 아니라 다양한 수준의 불안 증상을 보이는 환자들에게서 근육, 신경, 힘줄, 인대의 통증과 심인성 국부 통증을 관찰할 수 있었다. 뇌는 고통스러운 감정으로부터 회피할 필요가 있을 때 이들 다양한 부위 가운데 하나를 선택했다. 그리고 심한 정서적 찌꺼기가 남아 있을 때는 심인성 국부 통증이 더 많이 나타나는 것으로 관찰되었다.

개인에 따라 부정적인 감정의 양이 다양한 것과 마찬가지로 그것을 억압하는 정도도 다르다. 어떤 사람은 부정적인 감정이 무의식 깊이 억압되어 있어 의식수준으로 끌어올리기가 무척 힘든 반면 어떤 사람은 부정적인 감정을 쉽게 인식하는 경우도 있다. 내 경험으로는 전체 통증 환자의 5퍼센트가 이처럼 깊은 정서 문제를 안고 있었다. 따라서 정규 교육 프로그램 외에 정신 치료를 따로 받아야 한다.

의학계에는 감정이 건강과 질병에 영향을 미친다고 생각하는 사람들이 있다. 나도 그들 중 한 사람이다. 프란츠 알렉산더는 '정신신체의학psychosomatic medicine'이라는 용어는 군더더기가 있다고 했다. 인간의 신체와 관련된 것들 중 정신의 영향을 받지 않는 것은 없다는 것이 그의 생각이다. 나 역시 어떤 의학 연구든 감정적인 요소를 고려하지 않는 것은 잘못이라고 생각한다. 예를 들어 음식(혹은 콜레스테롤), 체중, 운동, 유전적 요인 등만을 고려하고 정서 요인을 고려하지 않는 동맥경화 연구는 반쪽짜리에 불과하다.

정서의 역할이 중요하게 작용하는 다른 질환을 살펴보기에 앞서 이런 상황을 환자 스스로 만든 것이 아니라는 확인이 필요하다. TMS 진단을 내린 후 환자들은 흔히 "내가 스스로에게 그런 엄청난 일을 했다고 생각하니 정말 끔찍해요"라고 말한다. 그러나 그것은 어린 시절 형성된 정서적 유형으로 키나 눈 색깔을 마음대로 결정할 수 없는 것과 마찬가지다. 인간은 어쨌든 자기가 알고 있는 방식으로 대응할 수밖에 없기 때문이다. 그리고 자신이 왜 굳이 지금의 방식으로 반응해야만 하는지 알게 된다면 그것을 바꾸는 일도 훨씬 쉬워진다.

이와 비슷하게 의사들도, 특히 암과 같은 심각한 질병에서 심리적 요인을 인정하기 꺼려한다. 환자의 암이 심리적 요인이라고 말하는 것은 너무 잔인하고 무책임하다는 생각하는 것이다. 그러나 그것은 환자에게 어떻게 접근하느냐에 따라 무척 다른 결과를 낳을 수 있다. 심리적 요인이라고 해서 환자에게 정신적으로 문제가 있다는 인상을 줄 필요는 없다. 환자는 책임이 없으며 암을 일으키게 된 심리적 요인을 함께 찾아보자는 식의 태도가 필요하다. 이와 관련된 확립된 치료 과정은 아직 없지만 앞으로 많은 노력을 기울여야 할 분야이다.

심신의학의 현재 상황

오늘날 심신의학의 발전 수준에 관심 있는 독자라면 스티븐 로크Steven Locke와 더글러스 콜리건Douglas Colligan 박사가 쓴 《내 안의 치료자The Healer Within》(1986, 더튼출판사, 뉴욕)를 읽어야 한다. 하버드대학 정신과 로크 교수는 이 책에서 마음이 신체에 미치는 영향에 대한 현재까지의 연구 성과를 자세히 살폈다.

이 책의 주요 주장은 내 생각과 일치하지만 저자들이 너무 면역 계통에 집중하고 있다. 그들에 의하면, 미래의 심신의학은 정신신경면역학이라는 분야에 많이 의존하게 될 것이라고 한다. 과학적인 정신신경면역학을 통해 암이나 기타 자율신경계의 질환, 즉 류머티스관절염, 당뇨병과 같은 질병에 대한 이해에 새로운 장을 열 수 있다. 하지만 이 역시 감정이 신체 기관과 계통에 영향을 미치는, 보다 거시적인 체계의 일부로 파악해야 할 것이다.

TMS는 주로 자율신경계를 통한 몸과 마음의 질환이다. 그러나 거기에는 면역 계통과 심장혈관 계통도 관련되어 있는 것이 아닌가 하는 생각이 든다. 심리적인 필요를 채우기 위한 뇌의 능력을 다시 한번 실감하게 된다. 똑같은 심리적인 진단을 받은 환자라도 자율신경계를 통한 TMS가 생길 수도 있고, 면역 계통을 통한 알레르기성 비염에 걸릴 수도 있으며, 감각운동기관에 직접 영향을 미치는 심인성 국부 통증을 경험할 수도 있는 것이다.

국립정신건강연구소의 캔디스 퍼트Candace Pert는 뇌와 신체 각 기관의 상호작용에 관한 생화학을 연구하고 있다. 관심 있는 독자는《스미스소니언Smithsonian》1989년 6월호를 참조하기 바란다.

몸과 마음이 상호작용하는 방식에는 여러 가지가 있지만 다음에서 이야기하는 것들은 매우 흔히 관찰되는 현상들이다.

마음과 심장혈관계

심장혈관계 질환에 미치는 마음의 작용과 관련하여 흥미를 끄는 것은 크게 다섯 가지다. 첫째 고혈압, 둘째 관상동맥 질환, 셋째 동맥경화, 넷째 심계항진증, 다섯째 승모판탈출증(기형적인 심장 판막 때문에 박동 때마다 일부

혈액이 심방으로 역류하는 현상)이다.

고혈압은 각종 심장병과 뇌졸중의 원인으로 매우 흔하면서도 무서운 질환이다. 고혈압과 정서의 상관관계는 널리 인식되고 있지만 실험실 연구는 아직 부족한 상태다. 록펠러대학의 심리학자 닐 밀러Neal Mealer 박사는 실험실 동물이 혈압을 낮추고 기타 신체 증상을 조절하도록 조건화될 수 있다고 증명했는데, 이는 뇌가 신체에 영향을 미칠 수 있다는 것을 보여준다.

하버드 의대의 심장전문의 허버트 벤슨Herbert Benson 박사는 '이완 반응'이라는 개념을 소개하며 명상을 통해 혈압을 낮출 수 있다고 주장했다.

《미국의학협회저널》 1990년 4월호에서 뉴욕 병원과 코넬 의과대학의 합동연구에 참가한 피터 슈날Peter L. Schnall 박사는 직장에서의 심리적 압박과 고혈압 사이의 상관관계를 보여주었다. 직장에서 스트레스를 많이 받는 사람은 심장 크기도 점점 커지고 있었다. 이는 고혈압이 지속될 경우 나타나는 증상이다. 전문가들은 오랫동안 고혈압에서 심리적인 요인이 차지하는 중요성을 평가절하해 왔지만 슈날 박사의 연구는 이들 의사들에게 납득할 만한 자료를 제공해준다.

TMS 증상을 보이는 환자들 중 상당수가 한때 고혈압을 경험한 적이 있다는 사실은 똑같은 정서 요인이 TMS나 고혈압을 일으킬 수 있다는 것을 의미한다. 바로 몇 주일 전에 한 환자는 허리 통증이 사라지고 나자 고혈압이 생긴 것 같다고 했다. 이는 분명 TMS의 등가물로서 고혈압이 나타난 것이다.

반면 관상동맥 질환에 대해서는 TMS 환자가 이를 이미 경험했거나 앞으로 경험하게 되는 경우는 드물다. 관상동맥 질환은 A형 성격이라 불리는 사람들이 걸리기 쉽다. 1974년 마이어 프리드먼과 레이 로젠만 박사는 저서 《A형 성격과 심장병Type A Behavior and Your Heart》에서 A형 성격에 대해 자세히 묘사했다.

A형 성격은 성취욕이 강하고 공격적이며, 경쟁을 좋아하고 일에 강박적으로 매달린다. 자신을 몰아세우고 주위의 인정을 받고 싶어하며 매우 적대적이다. TMS 환자들 역시 매우 강박적이고 완벽주의 경향이 있고 책임감이 강하기 때문에 A형 성격이라고 생각할 수 있지만 실은 몇 가지 중요한 점에서 다르다. TMS 환자들은 타인에게 적대적이지 않다는 점이 A형 성격과 가장 다른 점이다. 오히려 매우 착하고 남을 도와주려는 성향이 강하다. 또한 성취욕이 강하지만 A형 성격만큼 목표 달성만 내세울 정도로 강하지는 않다.

이 책이 발간된 이후 A형 성격의 특징을 좀더 명확하게 밝혀보려는 연구가 많았다. 여러 특징들 중 적대감이 관상동맥 질환을 유발하는 가장 분명한 성격 특징인 것으로 밝혀졌다. 화를 잘 내는 성격이라면 이 사실에 당황스러워할 것이다. 또한 이는 TMS 발생에 있어 억압된 분노가 중요한 역할을 한다는 내 생각에도 흥미로운 시사점을 던져주고 있다. 이제 나는 분노 때문에 TMS와 관상동맥 질환이 잘 생긴다는 것, 그리고 이와 모순되는, TMS 환자 중 관상동맥 질환을 앓는 사람이 매우 드물다는 사실을 조화시켜야 하는 문제에 부딪히게 되었다.

이 신비를 풀기 위해서는 연구가 더 진행되어야 한다. 인간의 수많은 감정 요소 중 분노 혹은 적대감이라는 한 가지 요소만을 가지고 평가하는 것은 위험하다. 택시기사에게 욕을 하는 승객이 있다고 치자. 그는 상사에 대한 불쾌감을 이런 식으로 표현하는 것인지도 모른다. 어쨌든 직장을 그만두는 것보다는 이것이 더 나은 선택일 수 있다. 아니면 그보다 더 복잡한 이유가 숨어 있을지도 모른다.

이제까지 이야기한 행동연구는 '단일차원unidimensional'으로 설명하려는 데 문제가 있다. 즉 복잡한 인간행동을 단 하나의 요인으로 설명하려는 것이다. 이런 경우 조사자는 통계적인 결론을 이끌어내려다 보니 측정 가능한 요인을 통해 실험해야 하고 자신이 측정하는 것을 정확히 알아야만 한다는 부담감을 갖게 된다. 이는 A형 성격에 대한 연구에서도 볼 수 있었던 점이다.

또한 이런 식의 연구 결과는 평소 자신이 화를 잘 내는 성격임을 알고 있는 사람에게는 마치 폭탄선언처럼 들리기도 한다. 그는 더 이상 '자신이기를' 포기해야 하는 것이다. 이는 당사자를 절망에 빠지게 한다. 그는 화 때문에 심장병이 생기기 쉽고 이를 피하기 위해서는 성격을 바꾸어야 한다고 생각하게 된다.

그래서 나는 A형 성격에게 어떤 조언을 해야 할지 잘 모르겠다. 하지만 TMS 환자에게는 통계적으로 그들이 관상동맥 질환에 걸릴 가능성이 적다고 말한다. 스스로 화를 잘 내는 성격이라는 것을 알고 있다면 그들은 이미 한 발 앞서 있는 것이다. 그들이 자신의 성향을 잘 알고 있다면 나는 그들의 행동을 설명해줄 정신과 의사를 기꺼이 소개해준다.

A형 성격에 관한 연구가 의학계에 기여한 것은 마음이 몸의 변화에 영향을 줄 수 있다는 인식을 심어준 일이다.

동맥경화는 동맥경화반arteriosclerotic plaques이라는 물질이 혈관 속에 쌓여 관상동맥을 좁게 만들고 결과적으로 혈액의 흐름을 방해하여 동맥을 막히게 하는 질환이다. 프리드먼과 로젠만 박사의 연구로 동맥경화에 정서 요인이 크게 작용한다는 사실이 밝혀졌지만 유전, 혈압, 식생활, 체중, 운동 등 다른 요소도 함께 고려해야 할 것이다.

영국 의학 잡지 《랜싯》 1990년 7월에 실린 캘리포니아대학의 딘 오니시 Dean Ornish 박사의 연구에 의하면, 몇 년간에 걸쳐 생활습관을 변화시키면 동맥경화를 줄일 수 있다고 한다. 이들은 일군의 환자들을 대상으로 저지방, 저콜레스테롤 식단과 함께 명상, 이완, 호흡, 스트레칭, 유산소운동 등을 정기적으로 병행했다. 또한 1주일에 두 번은 생활습관 변화 프로그램에 대한 지지를 강화하는 모임을 가졌다. 그랬더니 이들 그룹은 1년여에 걸쳐 협심증이 많이 줄어든 반면 생활습관을 바꾸지 않은 환자들은 협심증이 증가했다.

이는 식생활, 운동, 혹은 기타 순전히 신체적 요인뿐 아니라 정신사회적 요소가 동맥경화에 중요한 변수로 작용한다는 것을 보여준다. 나는 한 발 더 나아가 환자의 정서 상태가 가장 중요한 변수이며 정신 치료를 받는다면 동맥경화를 더 줄일 수 있다고 생각한다.

심계항진증이란 박동수가 1분당 130에서 200 정도로 매우 빠르게 증가하는 것을 말한다. 빈맥頻脈, 심빈박心頻搏이라고도 한다. 가장 흔한 형태는 발작성 빈맥으로 이 역시 정서 요인의 지배를 받는다. 물론 주치의의 진료를 반드시 받아야 하지만 감정적인 이유를 찾는 것 또한 빠뜨려서는 안 된다.

심장맥박이 불규칙해지는 것도 심계항진증이라고 볼 수 있다. 나는 이런 증상을 자주 경험했다. 이는 분명히 정서 요인에 의한 것이다. 물론 이 경우도 심장에 이상이 없는지 전문의의 진단을 받아야 한다. 심장 박동의 불규칙 역시 자율신경계의 조절 작용으로 일어난다고 알려져 있다.

마지막으로 승모판탈출증은 승모판이라는 심장 판막이 약해져 제 기능을 발휘하지 못하는 것으로 종종 청진기로 잡음을 들을 수 있다. 이는 무서운 병 같지만 실은 매우 흔하다. 남성보다는 여성에게 더 많이 나타난다. 나 역시 이런 증세가 오랫동안 있었으나 신체 활동에 제한을 받지는 않았다.

흥미로운 것은 승모판탈출증 역시 심인성이라는 것을 많은 의사들이 제기하고 있다는 점이다. 《신체의학과 재활의학》 1989년 7월호에 보면 섬유근육통 환자의 75퍼센트가 승모판탈출증을 겪고 있다고 한다. 이미 이야기했듯이 나는 섬유근육통이 TMS의 일종이라고 생각한다.

TMS와 승모판탈출증은 둘 다 비정상적인 자율신경계의 작동으로 일어나는 것이다. TMS는 정서 요소가 원인이므로 승모판탈출증 역시 감정에 의한 것임을 추론하는 것은 무리가 아니다. 나 역시 TMS, 소화기 장애, 편두통, 알레르기성 비염, 피부 질환, 승모판탈출증 등을 몸소 겪었고 많은 환자들이 이들 질환을 함께 앓는 것을 보면 그 뿌리에는 모두 부정적인 억압된 감정이 자리잡고 있음을 알 수 있다.

아쉬운 것은 감정이 신체 변화를 일으킬 수 있는 가능성을 대부분의 의사들이 인정하지 않았기 때문에 현재 인류를 괴롭히고 있는 많은 질환들에 대한 이해의 폭을 좁혀버렸다는 점이다. TMS와 승모판탈출증은 분명 이런 질환들에 속한다.

이상의 다섯 가지 심장혈관계 질환들이 정서 요인으로 인해 생긴다는 것을 살펴보았다. 그 중 고혈압, 심계항진증, 승모판탈출증은 자율신경계의 작용 때문이라는 사실은 매우 흥미롭다.

마음과 면역계

생명체의 복잡한 구조는 생각만 해도 놀라울 정도다. 어떻게 이렇게 복잡하고 정밀한 구조가 탄생하게 되었는지, 수백만 년에 걸친 진화가 어쩌면 당연하다는 생각이 든다.

그 중에서도 신체의 면역계는 복잡성과 효율성의 극치를 보여준다. 이것은 온갖 종류의 외부 침입자로부터 신체를 보호하는 역할을 한다. 면역계는 침입자를 죽일 수 있는 화학물질을 만들고 그것을 잡아먹기 위해 신체의 세포들을 동원한다. 그리고 신체 외부의 수천 가지 물질에 대해 인식하고 그것을 중화시키는 정교한 시스템도 가지고 있다.

이런 면역계의 정교한 기능 역시 마음의 영향을 받는다는 사실이 오래전부터 면역학자들에 의해 제기되어 왔다.

로체스터대학의 심리학 교수인 로버트 에이더Robert Ader 박사는 파블로프와 비슷한 실험을 했다. 쥐들에게 사카린을 싫어하도록 조건화시키는 실험이었다. 사카린에 대해 구역질이 나게 만드는 화학물질을 쥐들 몸에 주사한 것이다. 당연히 쥐들은 사카린을 탄 물을 마실 때마다 구역질을 했다. 에이더 박사는 나중까지도 알지 못했지만 그 화학물질은 쥐의 면역계를 교란시키는 물질이었다. 놀라운 것은 화학물질을 투여하지 않아도 쥐들은 사카린을 탄 물만 먹으면 면역계가 교란되었다는 사실이다(파블로프의 실험과 유사한 결과다). 이제 쥐들은 사카린을 탄 물과 구토를 일으키는 화학물질 사이의 연관을 학습한 것이다. 이는 뇌의 현상(이 경우는 사카린 맛에 대한 혐오)이 면역계를 조절할 수 있다는 획기적인 발견이었다.

TMS 환자 역시 아주 별난 상황에서 통증을 느낄 수 있다. 예를 들면 배를 바닥에 대고 엎드린 자세가 허리에 좋지 않다는 말을 자주 듣다보니 이제 그런 자세만 취해도 허리가 아픈 것처럼 느껴지는 것이다. 이미 말했듯이 뇌는 신체 어느 기관에도 영향을 미칠 수 있다. 에이더 박사가 실험한 쥐의 경우는 면역계였고 TMS 환자의 경우는 자율신경계라는 차이만 있을 뿐이다.

또 한 가지 에이더 박사와 동료들이 발견한 것은 실험 도중 쥐들의 자기면역 질환 autoimmune disease 이 완화되었다는 사실이다. 류머티스관절염, 당뇨병, 홍반성낭창(병적인 자가항체와 면역복합체에 의하여 조직과 세포가 손상을 받는 원인 불명의 염증성 자기면역 질환), 다발성경화증(뇌와 척수 등 중추신경계를 다발성으로 침범하는 염증성 질환) 등 자기면역 질환들은 신체가 자기 조직에 해로운 물질을 만들어내는 질환이다. 이는 면역계가 교란되어 있을 때는 신체가 해로운 물질을 만들어낼 수 없어 이들 질환이 완화된다는 것을 의미한다. 쥐들에게 사카린을 탄 물을 주었을 때 쥐들의 면역계가 교란되고 해로운 물질의 생산이 중단되어 자기면역 질환의 증상이 완화된 것이다.

이것이 인간의 건강과 질병에 갖는 의미는 매우 크다. 왜냐하면 자기면역 질환은 인류에게 가장 골칫거리 질병이며 동시에 가장 이해하기 어렵기 때문이다. 이 실험을 통해 뇌의 기능이 질병 치료에 해답을 줄 수 있다는 점이 제기되었다. 나는 뇌에서 일어나는 정서 활동이 질병을 유발하는 역할을 한다고 생각한다.

노먼 커즌스Norman Cousins는 유명한 저서 《질병의 해부The Anatomy of an Illness》에서 자신이 어떻게 류머티스염의 일종인 강직성 척추염을 극복했는지 이야기했다. 그는 이 질병이 마음에서 생겼다고 생각하고 웃음치료와 비타민C를 통해 병을 이겨냈다. TMS 치료 경험을 통해 볼 때 그가 치유될 수 있었던 것은 질병을 일으키는 감정 요인들을 인식했기 때문이라고 생각한다. TMS와 마찬가지로 이 경우에도 강직성 척추염이라는 질환이 환자의 주의를 신체로 돌리게 했고, 그 점을 인식하고 자신의 감정 영역에 주의를 집중하자 질환은 자신의 존재 목적을 잃고 사라진 것이다.

쥐 실험을 통해 에이더 박사가 보여준 것 외에도 면역계가 마음의 영향을 강하게 받는다는 사례는 많다. 특히 실험실의 과학자들은 몸과 마음의 관계를 보여주는 극적인 사례들을 많이 보고하고 있다.

《사이언스》지 1982년 4월호에 특기할 만한 논문이 실렸다. 비신타이너Visintainer, 볼피첼리Volpicelli, 셀리그먼Seligman이 공동저자로 참여한 이 논문에서 그들은 똑같은 암에 걸린 쥐들을 두 부류로 나누어 방에 가두어놓고 전기자극 실험을 했다. 한 부류는 전기자극을 받으면 그곳을 빠져나갈 수 있었고, 다른 한 부류는 빠져나갈 수 없었다. 두 그룹 모두 똑같은 정도의 전기자극을 받았으며 유일한 차이는 전기자극을 받은 후 방을 빠져나갈 수 있느냐 없느냐 하는 점이었다.

실험 결과, 탈출이 불가능했던 쥐들은 탈출이 가능했던 쥐들에 비해 암에 대한 저항력이 절반밖에 되지 않았고 죽을 확률도 두 배로 높았다. 탈출이 가능했던 쥐들은 63퍼센트, 전기자극을 받지 않은 쥐들은 54퍼센트가 암을 이겨낸 데 반해 탈출이 불가능했던 쥐들은 오직 27퍼센트만 암을 극복할 수 있었다.

마음과 암

감정과 암의 관계를 좀더 살펴보자. 아직 주류 의학계에 의한 연구가 활발하지는 않지만 암의 발생과 치료에 있어 심리적이고 사회적인 요인들의 역할에 대한 관찰이 늘어나고 있다. 캘리포니아대학의 케네스 펠레티어Kenneth Pelletier가 그 중 한 사람이다. 그는 기적적으로 암을 치료한 사람들에게 관심을 갖고 그들의 공통점을 조사해보았다. 샌프란시스코 지역의 일곱 명을 대상으로 한 결과 그들 모두 외향적인 성격에 공동체에 대한 봉사정신이나 타인을 위하는 마음이 뛰어났고, 즐길 수 있는 취미, 종교 활동, 명상이나 기도 등을 하고 있었다. 그리고 운동을 규칙적으로 하고 있었으며 육식을 줄이고 채식 위주의 식단으로 바꾸기도 했다. 이들의 경우 분명히 사회적·정서적 요인이 암의 '기적적인 치료'에 중요한 역할을 한 것이다.

펠레티어는 몸과 마음의 관계에 대해 《치료자로서의 마음, 살해자로서의 마음Mind as Healer, Mind as Slayer》(1977, 델라코트, 뉴욕)이라는 유명한 책을 쓰기도 했다. 관심이 있다면 사이먼튼Simonton 부부의 《다시 건강을 회복하는 법Getting Well Again》(1978, 타처, 뉴욕)을 일독할 것을 권한다. 이 책에서 부부가 소개하는 독특한 암 치료법은 환자들에 대한 이해와 더불어 환자 자신의 심리적 태도를 중요시하는 방법이다.

《사랑, 의술, 기적Love, Medicine, and Miracles》(1986, 하퍼앤드로, 뉴욕)을 쓴 버니 시걸Bernie Siegel 박사는 외과 수술의로 시작했지만 암의 사회적이고 심리적인 요인들을 중요하게 생각했고 자신만의 치료법을 전개했다. 그의 책은 영감을 주는 이야기로 가득한데, 마음을 통해 암을 정복할 수 있다는 사실을 많은 사람들에게 인식시키는 계기가 되었다.

그러나 시걸 박사의 책이 생리학이나 심리학의 전문지식이 부족하다는 지적도 있다. 그는 감정이 어떤 방식으로 암을 일으키고 치료할 수 있는지 이론적인 모델을 제시하지 못했다. 그리고 자신의 작업이 거대한 이론 모델의 어디에 위치하는지도 지적하지 못했다. 이런 상황에서 그의 작업이 기존 의학계에 큰 영향을 미치기를 바라는 것은 무리다.

사회적·심리적인 요인이 어떤 과정을 거쳐 어떤 질병을 일으키는가에 대한 보다 자세한 논의가 필요한 시점이다. 마음이 건강과 질병에 얼마나 중요한 역할을 하는지 확인했다면 이제 그 개념과 질병 발생의 메커니즘을 보다 정교하게 밝혀나가야 한다. 마음과 질병 사이에 놓인 이 오묘한 간격을 채우기 위해서는 실험의학의 최고 인재들과 현재 유전자 연구와 암의 화학요법에 쏟고 있는 만큼의 의학계의 관심과 지원이 필요하다.

그러나 마음이 신체에 미치는 효과에 대한 면밀한 연구 없이 두루뭉술한 '사랑의 힘'을 무리하게 강요하는 것은 기존 의학계의 외면을 받을 수 있다.

이런 논의를 차치한다면 시걸, 사이먼튼, 펠레티어, 로크는 모두 몸과 마음의 상호작용을 연구하는 위대한 선구자들이며 그들의 연구 성과는 미래 의학에 있어 중요한 역할을 담당할 것이다.

마음의 힘

마음의 작용이 신체 감염에 영향을 미친다는 주장이 오랫동안 있어 왔지만 의료계가 이를 진료에 응용하는 경우는 드물었다. 감기에 자주 걸린다든지 비뇨생식기의 감염 등은 매우 흔한 질환으로서 심리적 요소가 중요한 역할을 하고 있는 것으로 생각된다.

암의 경우와 마찬가지로 감염인자를 제거하는 것은 면역계의 활동이다. 스트레스는 면역계의 활동력을 떨어뜨려 쉽게 감염되게 하지만 기분 전환 등을 통해 면역계의 활동력을 증가시킬 수 있다. 다음 사례를 살펴보자.

《워싱턴포스트 건강저널》1985년 1월호에 '마음의 힘'이라는 제목의 표지 기사가 실렸다. 기사를 썼던 셀리 스콰이어즈Sally Squires는 아칸소 의대의 면역학자와 정신과의사들이 행한 한 여성에 대한 면역계 실험을 소개했다. 그 여성은 명상을 열심히 하여 자신의 신체 반응을 살필 수 있는 능력이 있었다.

수두균을 팔에 주사했더니 예전에 이 균에 노출된 적이 있던 그녀는 보통 나타나는 양성 반응을 보여 팔에 지름 약 4센티미터가량의 혹이 생겼다. 그러다 며칠이 지나자 사라졌다. 면역 반응이 계속되고 있다는 것을 확인하기 위해 혈액검사를 했더니 백혈구가 감염과 열심히 싸우고 있었다. 이 과정을 두 번 반복하여 똑같은 결과를 얻은 다음 그녀에게 백혈구의 반응을 멈추라는 주문을 했다. 몸의 반응을 마음대로 조절하는 것은 그녀가 매일매일 명상을 통해 하고 있던 것이었다. 그랬더니 약 3주일에 걸쳐 그 혹이 점점 작아졌다. 그런 다음 다시 정상적인 면역 반응을 회복하라고 주문했고 이번에는 3회에 걸쳐 수두균을 주사했다. 그 결과 다시 예전의 혹이 생겼다.

이 실험은 마음이 신체의 반응을 조절할 수 있다는 것을 분명히 보여준다. 실험에 참여한 의사들은 실험 결과에 매우 놀라워하며 9개월 후 똑같은 실험을 반복하였으나 결과는 마찬가지였다.

기존의 의학은 이 실험에서 아무런 흠을 잡을 수 없었다. 그것은 마음의 힘이 신체, 특히 면역계의 기능을 조절할 수 있다는 것을 보여준 놀라운 사례였다. TMS 치료에 있어서도 비슷한 상황이 일어날 수 있다. 즉 TMS 통증을 없애기 위해서는 그 메커니즘을 알아야 하는 것이다.

마음과 알레르기

이런 생각은 논란의 여지가 있지만, 나는 TMS와 알레르기성 비염을 동시에 갖고 있는 환자들을 상대해본 경험을 토대로 성인들에게 흔히 나타나는 알레르기 증상 역시 TMS의 등가물이라고 생각한다. 즉 알레르기도 감정 요인 때문에 생길 수 있다는 말이다. 이에 대해 사람들은 한결같이 "그렇지만 건초열과 같은 알레르기 증상은 꽃가루나 먼지, 곰팡이 같은 물질들 때문에 생기는 게 아닌가요? 어떻게 그것이 정신적인 긴장 때문이라는 거죠?"라고 묻는다. 그러나 꽃가루에 노출되었다고 해서 모든 사람이 알레르기 반응을 보이는 것은 아니다. 차이점은 어디서 오는 것일까? 알레르기 반응을 보이는 사람은 억압된 감정 등 정신적 긴장 때문에 면역계가 과민하게 반응하는 것이다. 이는 TMS 교육 프로그램에서 건초열이 TMS의 등가물이며 TMS와 똑같은 방법으로 치료될 수 있다고 조언한 환자들에게서 확인되는 사실이다. 실제로 환자들은 이 사실을 알게 되자 알레르기 반응이 멈추었다.

소모임 그룹에 참가했던 한 남성은 17년 동안 매년 가을만 되면 고생하던 건초열이 올해는 없었다며 기뻐했다. 그는 건초열이 정서 요인 때문에 생길 수 있다는 사실을 깊이 인식하자 기적처럼 증상이 사라졌던 것이다.

나 역시 오랫동안 고양이에게서 나오는 비듬 비슷한 물질에 대해 심한 알레르기가 있었다. 고양이가 살고 있는지 모르는 집에 들어가 눈이 가려우면 나는 아무 생각 없이 눈을 비빈다. 그러자 고양이가 있는 것을 확인하면 '아, 이제 눈이 가려운 이유를 알겠어'라며 가렵던 눈이 더 이상 가렵지 않게 된다. 이것은 내가 마음의 긴장으로 인해 알레르기성 비염과 눈이 가려운 증상이 나타난다는 사실을 알고 있기 때문에 가능한 일이다. 4장에서 이야기했듯이 상황을 있는 그대로 알게 되면 증상은 사라진다.

대부분의 의사들은 알레르기가 감정과 연관되어 있다는 사실을 믿지 않는다. 그러나 위의 두 사례는 감정을 통하지 않고서는 제대로 설명할 수 없다. 이 사례들은 몸속에 들어온 물질에 반응하는 자기면역계의 활동 이외에 다른 작용이 존재함을 시사한다.

이 지식요법이 모든 알레르기 증상에 효과가 있다는 증거는 없지만 알레르기 증상에 대해 감정적 부분에 초점을 맞출 필요는 있다. 그렇다고 해서 기존의 치료 행위를 무시하는 것은 물론 아니다.

마음과 소화기 계통

소화기 계통의 질환과 관련하여 의사와 일반인들 모두 정서 요인이 중요한 역할을 담당한다고 오래전부터 인정해왔다. 그러나 궤양과 같은 질환에 대해서 의사들은 심인성임을 극구 부인하려 한다. 의학 논문을 살펴봐도 정서에 대해서는 함구하고 오직 질병의 신체적 원인만 언급하는 경우를 자주 볼 수 있다. 이는 질병의 물리화학적 설명에 집착하는 현대 의학의 조류를 그대로 보여주는 것이다.

17년 이상 TMS 환자들을 살펴본 결과 그들은 TMS 통증이 나타나기 전에 흔히 속쓰림, 틈새탈장(일종의 궤양으로 보인다), 소화성 궤양, 과민성 대장증상, 경련성 결장, 변비 등의 증상이 있었다.

이들 증상 역시 TMS의 원인이었던 정서 요인이 다른 방식으로 자극을 받아 신체 증상으로 나타난 것이다. 이들 소화기 계통의 증상이 3,40년 전에 비해 많이 줄어든 것은 TMS가 분노와 불안에 대한 신체의 방어 기제로 더 선호되었기 때문이다. 그 외에 훌륭한 치료약들이 등장한 것도 이유가 될 수 있다. 이들 치료약이 증상을 없애주기 때문에 더 이상 환자의 주의를 끌 수 없게 되자 이제 근골격계에 주로 나타나는 TMS를 선택한 것이다. 소화기 계통 질환이 감소 추세에 있음은 의학 문헌을 통해서도 확인할 수 있다.

마음과 두통

두통이 계속되고 재발하면 반드시 전문의를 찾아가야 한다. 드물기는 하지만 종양과 같은 심각한 질병의 가능성을 무시할 수 없기 때문이다.

여기서 두통이라는 주제를 광범위하게 다룰 수는 없다. 다만 내 경험상 두통 역시 심리적인 긴장에 의한 것이 많다. 다시 말해 TMS의 친척일 가능성이 높다. 두통이 일어나는 메커니즘이 두피근육에 산소를 공급하는 가는 혈관의 수축에 의한 것이라는 점에서 TMS와 동일하다. TMS와 마찬가지로 두통도 그 유형과 정도에 있어서 다양하다.

머리 뒤쪽의 통증은 뒤쪽 목근육의 TMS와 관련이 있다. 머리가 전체적으로 아프다는 환자도 있고 머리 앞쪽에만 통증을 느끼는 환자도 있다. 어떤 경우든 "눈 안쪽이 심하게 아프다"고 호소한다. 특히 머리 한쪽 부분의 심한 통증과 함께 메스꺼움을 느끼는 경우가 있는데 이를 편두통이라고 한다. 이런 긴장성 두통은 목, 어깨, 허리 통증과 마찬가지로 일상생활에 심각한 장애를 초래할 수 있다. 편두통이나 긴장성 두통 모두 심리적 원인에 의한 것이지만 그 생리학에서 차이가 있다. 편두통이 긴장성 두통과 다른 점은 통증에 앞서 신경의 이상 증세가 나타난다는 점이다. 즉 깨진 유리조각 같은 번쩍이는 섬광이 눈앞에 보이며 처음에는 작은 점으로 보이던 것이 시간이 지나면 점점 더 커지기도 한다. 이런 상태가 약 15분간 지속되다가 사라지면 그때부터 심한 두통이 시작된다.

편두통이 끔찍한 것은 뇌의 혈관 수축에 의한 것이기 때문이다. 나는 약 1시간 동안 말을 잘 하지 못한 경우가 있었는데(소위 실어증이라는 것이다) 이는 언어를 담당하는 뇌의 동맥이 일시적으로 수축한 결과였다.

그러나 편두통에 대한 희소식은 편두통이나 TMS가 비슷한 질환이며 TMS 치료와 똑같은 방법으로 치유될 수 있다는 점이다. 내가 편두통으로 고생하던 수련의 시절, 한 선배가 편두통의 원인은 억압된 화 때문에 생긴다고 말했다. 그 말을 들은 후 편두통이 있을 때면 내가 무엇에 화를 내고 있는지 생각해보려 했다. 아무것도 생각해낼 수 없었지만 놀랍게도 그 뒤로 편두통은 사라졌다. 뒤돌아보면 내가 당시 왜 편두통으로 고생했는지, 그리고 내가 무엇을 억압하고 있었는지 알 것 같다. 이제 나는 편두통이라는 경고신호가 나타날 때면 무엇에 화를 내고 있는지 알려고 한다. 그러나 내가 그것을 아무리 반복해서 인식하더라도 여전히 화를 억압하고 있다는 사실은 어쩔 수 없다. 그것은 내가 심리적으로 성장해온 방식이다. 하지만 이 사실을 안다는 것 자체가 대단한 위력을 발휘한다. 화를 억압하고 있다는 사실을 알아차리면 두통이라는 지긋지긋한 신체적 반응을 멈출 수 있다. TMS와 똑같은 논리다.

마음과 피부

피부 질환과 정서 사이에는 밀접한 관계가 있다. 다른 모든 몸과 마음의 과정과 마찬가지로 피부 질환을 일으키는 정서에 대한 실험 증거는 없다. 그러나 임상 증거는 충분히 있다. 여드름은 TMS 환자가 흔히 겪는 증상 중 하나로 허리 통증과 함께 나타나기도 한다.

결혼반지 때문에 뽀루지가 났던 한 남성이 아내와 이혼하자마자 뽀루지가 사라졌다는 이야기도 있다. 다른 반지를 꼈더니 이번에는 뽀루지가 생기지 않았다고 한다. 명확한 실험 증거는 없지만 습진이나 건선 같은 피부 질환도 정서 요인이 크게 작용하고 있는 것으로 보인다.

주술사

플라시보 반응처럼 마음의 힘을 보여주는 사례를 우리 주위에서 흔히 볼 수 있다. 대부분의 시술자들은 플라시보 효과의 덕을 보고 있으며, 몇몇 시술자들은 플라시보 효과가 아니라면 전혀 치료 효과를 낼 수 없을지도 모른다.

몇 해 전 나는 《내추럴 히스토리Natural History》 1971년 9월호에서 루이스 휘튼Louis C. Whiton 박사가 경험한 놀라운 몸과 마음의 상호작용에 대한 사례를 접할 수 있었다. 휘튼 박사는 남미의 수리남에서 인류학에 대한 조사연구를 하고 있었는데 특히 부쉬 니그로Bush Negro라는 밀림의 원시부족들이 행하는 주술 의식에 관심을 갖고 있었다. 그는 2년 동안 오른쪽 고관절이 아픈 전자점액낭염으로 고생하고 있었으나 어떤 치료법도 효과가 없었다. 주치의와 다섯 명의 친구, 수리남의 신문 편집자와 함께 여행했던 그는 라이네Raineh라는 유명한 주술사의 치료를 받기 위해 60킬로미터 이상을 찾아 들어갔다. 잡지 기사에는 라이네라는 주술사의 사진이 실려 있다.

휘튼 박사는 치료 의식을 자세히 묘사했다. 의식은 밤 12시에 시작하여 여러 순서를 거치며 무려 4시간 30분 동안이나 진행되었다. 우선 환자를 나쁜 기운으로부터 보호하고 자신의 영혼에게 과거에 관해 질문한다. 그 다음 선한 신들을 초대하고 환자의 몸에서 악마를 꺼내 주술사의 몸으로 옮기는 과정이 있었다. 그러자 박사는 그 자리에서 통증이 씻은 듯이 사라지는 것을 경험했다. 이번에는 악마를 주술사의 몸에서 닭으로 옮기는 순서가 이어졌다. 마지막으로 악한 기운이 다시는 환자의 몸에 들어오지 못하게 하는 의식으로 마무리했다.

휘튼 박사의 경우 분명히 마음의 치유력을 굳게 믿고 있었기 때문에 이런 치료가 가능했다. 그는 강력한 치료자가 필요했고 수리남의 숲에서 그를 발견한 것이다.

이 이야기는 마음이 가진 놀라운 힘을 보여준다.

마음이 통증을 줄이는 실례

비처 박사H.K.Beecher는 미국 최초로 통증을 진지하게 연구한 사람이다. 1946년 그는 《외과연보》에 '전쟁 부상자들의 통증'이라는 논문을 발표했다(123권, 96쪽). 그의 논문은 놀라운 관찰 결과로 인해 오랫동안 인용되어 왔지만 이제는 점점 잊혀져가고 있다.

비처 박사는 2차 세계대전 중 유럽에서 심한 부상을 당한 215명의 군사들을 상대로 조사한 결과 그들 중 75퍼센트가 거의 통증을 느끼지 않았으며 모르핀과 같은 진통제가 필요하지 않았다고 한다. 마음의 힘이 통증을 줄여준다고 생각했던 비처 박사는 다음과 같이 생각했다. '이런 통증 경감 효과는 환자가 처한 상황 때문이다. 부상을 당한 군사들은 위험한 전장에서 벗어나고 안도감 때문에 통증이 감소한 것이다.'

또한 2차 세계대전 당시 미국의 의무감醫務監이었던 마틴 길버트Martin Gilbert는 책 《2차세계대전 전사The Second World War: A Complete History》(1989, 헨리홀트, 뉴욕)에서 군사들의 정신 건강을 위해 임무에 대한 부담을 줄여주어야 한다고 주장했다. 그리고 "상처나 부상은 군사들에게 불행이 아니라 오히려 축복일 수도 있다"고 덧붙였다.

마음이 신체의 통증을 완화시키거나 제거하려면 밝은 태도와 긍정적인 정서 상태를 유지해야 한다. 그러나 정확히 어떻게 이런 작용이 일어나는 것인지는 아직 밝혀지지 않고 있다.

우리는 TMS의 경우를 통해 마음이 몸에 어떤 방식으로 영향을 미치는지 살펴본 바 있다. 뇌의 속임수를 알게 되면 통증은 목적을 상실하고 그에 따라 비정상적이고 자동적인 자극이 멈추게 되어 통증도 사라진다. 우리가 앞으로 밝혀내야 할 것은 어떻게 정서적인 현상이 생리적인 현상에 자극으로 작용할 수 있는가 하는 점이다. 물론 현시점에서 이를 철저히 밝히기는 어렵지만 마음과 몸의 상호작용은 분명히 존재한다. 당분간 우리는 벤저민 프랭클린의 다음과 같은 말에 만족해야 할지 모른다. "자연법칙이 인간에게 적용되는 방식은 그다지 중요하지 않다. 그보다 법칙 자체를 아는 것이 더 중요하다."

환자들의 편지

많은 환자들이 나에게 편지를 보내 TMS 치료 사례를 전해주었다.

사노 박사님께

이 편지는 1987년 7월에 썼던 제 편지에 이은 것입니다. 제 허리 통증이 TMS였고 통증이 거의 사라져서 무엇보다 기쁩니다. 아주 가끔씩 통증을 느끼기는 하지만 스트레스의 원인이 무엇인지 알고부터는 별로 통증을 느끼지 않게 되었습니다. 제가 제일 힘들었던 부분은 의자에 오랜 시간 앉아 있는 것이었어요. 사무직인 저는 체중을 무릎으로 지탱할 수 있게 특수 설계된 의자를 몇 개월 동안 사용했어요. 하지만 이제는 일반의자에 장시간 앉아 있어도 허리에 통증을 느끼지 못합니다.

사노 박사님께

박사님 편지 잘 받았습니다. 저는 지난 3주일 동안 어머니가 편찮으셔서 계속 돌봐드려야 했어요. 이런 상황도 더 이상 제 허리에 통증을 부르지는 못했습니다. 저는 박사님의 TMS 이론을 전적으로 신뢰하고 있으며 많은 환자들이 통증에서 해방되었으면 합니다.

사노 박사님께

지금 34세의 남성입니다. 저는 20대 중반부터 허리 통증이 시작되었습니다. 30세가 되자 허리 통증은 목과 어깨로 번져갔어요. 주치의와 신경과 의사를 찾았지만 별 소용이 없어 이번에는 친구 소개로 카이로프랙틱을 받아보았습니다. 2년 반 동안 매주 세 번씩 치료를 받으면서 통증은 많이 사라졌지만 완전히 없어지지는 않았어요. 해군 장교인 저는 머지않아 해상임무를 수행해야 했어요. 더 이상 카이로프랙틱 시술을 받을 수 없는 상황이 된 거죠. 그때 친구가 선생님을 소개시켜 주었습니다.

제 경우가 선생님이 말씀하신 전형적인 TMS 환자라는 것을 알게 되었습니다. 게다가 TMS의 생리에 대한 정확한 설명은 제게 무척 와닿았습니다. 그 전에는 의사선생님께 이런 설명을 들었던 적이 없었거든요. 제 증상을 정확히 이해했을 뿐만 아니라 정확한 의학적 추론과 경험의 토대 위에서 희망을 제시해준 박사님을 만난 것은 정말 행운이었습니다.

저는 TMS 진단을 즉시 받아들였어요. 해군에서 목과 허리의 엑스선을 촬영한 결과 아무런 문제도 발견되지 않았기 때문에 더 쉽게 TMS 진단을 받아들일 수 있었던 것인지도 모르겠습니다. 그후 2개월에 걸쳐 선생님의 책을 두 번 더 읽고 통증이 정말 사라졌다는 느낌을 갖게 되었습니다. 몇 주일이 지나자 다시 통증이 찾아왔지만 이것이 TMS라는 것을 다시 상기하자 통증은 1주일 후에 사라졌어요. 그후 몇 차례 통증이 재발했지만 TMS임을 상기하면 통증은 사라졌고 지속 기간도 점점 짧아졌어요.

이제 저는 TMS를 어느 정도 제 뜻대로 조절할 수 있게 되었습니다. TMS 통증이 완전히 사라질 수는 없겠지만 의사나 카이로프랙틱 시술에 의존하지 않고도 정상적인 생활이 가능하다는 자신감이 생겼어요. 감사합니다.

사노 박사님께

저는 1970년 디스크가 튀어나왔다는 진단을 받았지만 별다른 통증 없이 지내오던 중 1979년 심한 통증을 경험했습니다. 두 번째 의사선생님은 척추뼈 두 개가 너무 붙어 있어 근육의 불균형이 생겼다고 하며 규칙적인 운동을 권했습니다. 하루에 두 번씩 열심히 운동했지만 통증은 가시지 않았습니다. 그러던 중 1986년에 통증이 더 심해져 다리 윗부분이 떨리고 심하게 아팠습니다. 그러던 중 선생님의 책을 읽고 통증을 무시할 수 있었습니다. 더 정확하게는 통증에 대한 공포감을 없애는 것이었지요. 그 결과 지금은 일상생활을 하는 데 불편함이 없습니다. 여전히 약간의 불편함은 있지만 TMS임을 상기하면 통증이 사라진다는 사실을 터득하게 된 것이죠.

통증 때문에 침대에 누워 지내는 시간이 많았고 그럴수록 신체 활동에 대한 공포감이 커져 통증은 더 악화되었어요. 통증은 제 삶을 완전히 옭아매고 우울증에 빠지게 했지요. 선생님의 책을 읽은 후 TMS 치료법이 정말 효과가 있는지 몇 달간 지켜보았어요. 그랬더니 신기하게도 통증이 사라졌습니다. 정말 감사합니다.

사노 박사님께

5번 요추탈출증으로 인한 좌골신경통에서 회복된 지 이제 16개월이 됩니다. 선생님의 책을 읽기 전 두 분의 유명한 정형외과 의사와 한 분의 카이로프랙터의 치료를 받았습니다만 CT촬영 결과와 임상 증상을 종합해볼 때 디스크 탈출로 인한 좌골신경통이라고 했습니다. 저는 침대에서 몇 주일간 안정을 취하고 항염증제를 복용하며 회복을 기대할 수밖에 없었습니다.

거의 4개월 동안 끔찍한 통증과 함께 신체 활동에도 심한 제약을 받았습니다. 운전도 두려웠고 다소 먼 거리는 걸어갈 수도 없었죠. 예전의 활동적인 생활은 이제 먼 과거의 추억이 되고 말았습니다. 이런 힘든 생활이 이어지자 수술을 생각하지 않을 수 없었습니다. 하지만 수술의 성공은 누구도 장담하지 못하는 것이었죠.

선생님의 책을 처음 읽었을 때는 사실 절망감에서 조금 헤어나기는 했지만 여전히 회의적이었습니다. 심리학자인 저였으나 정형외과 의사들의 기계적인 진단을 의심 없이 받아들이고 있었던 겁니다. 물론 스트레스를 받을 때면 통증이 더 심해진다는 것은 알고 있었지요. 그렇다고 허리에 '상처'를 입었다는 생각이 바뀌지는 않았어요. 그러던 중 선생님의 책을 읽고 통증에 대해 지금까지와는 전혀 다른, 그러면서도 과학적인 설명을 들을 수 있었습니다. 분명히 저는 하루 종일 허리와 다리 통증만 생각하고 있었고 작은 동작 하나 하는 것도 무척 두려워했어요. 허리를 더 다치면 어쩌나 하는 생각이 떠나지 않았습니다. 그러던 중 선생님의 책을 읽고 허리 통증이 스트레스 때문일지 모른다는 생각이 퍼뜩 들었습니다. 사실 예전에 스트레스로 인한 위장병으로 고생한 적이 있던 저로서는 스트레스로 인한 허리 통증이라는 것이 그리 낯설지 않았습니다.

선생님 책을 읽고 통증이 사라진 친구의 조언으로 저는 통증을 무시하고 몸을 더 활동적으로 움직였습니다. 처음에는 무서웠지만 몸을 많이 움직인다고 해서 통증이 더 심해지지 않는다는 것을 곧 알 수 있었습니다. 게다가

CT촬영 결과는 분명 디스크가 오른쪽으로 탈출되어 있었는데 다리 통증은 오른쪽 다리와 왼쪽 다리를 왔다갔다했습니다. 그래서 저는 통증이 근육의 긴장 때문이라는 선생님의 진단을 믿고 희망을 가질 수 있었습니다.

그로부터 2주일 후 오랫동안 걸어도 통증이 없다는 사실을 알았고 정상적으로 의자에 앉을 수도 있게 되었습니다. 그후 통증은 점차 사라져갔습니다. 그러면서도 누군가와의 대화 도중 '디스크' 라는 말만 들어도 통증이 생기는 듯한 느낌이 들었습니다. 선생님의 진단에 확신을 갖기 위해서는 책을 여러 번 읽어야 했습니다. 책을 읽고 나면 항상 통증은 사라졌습니다. 허리 어딘가가 잘못되었기 때문에 통증이 생긴다고 믿는 정형외과 의사나 기타 일반인들과의 접촉도 피하려 했습니다. 왜냐하면 아직 선생님의 진단에 대한 확고한 이해가 부족했고 또 선생님의 진단이 잘못되었을 수도 있다는 생각만 해도 통증과 공포감이라는 악순환에 빠질 것 같았기 때문입니다.

통증이 가시기 시작할 무렵 찾았던 물리치료사는 선생님의 생각이 옳다는 확신을 심어주었습니다. 그리고 신체 활동을 회복하고 근력을 강화하는 데 도움을 주었습니다. 되돌아보면 물리치료사는 제가 다시 마음을 편하게 갖도록 해준 장본인이었습니다.

지난 한 해 동안 저는 신체 활동을 마음껏 할 수 있었습니다. 태국에 스물여섯 시간 동안 비행기를 타고 갔다 왔고 지하실에 방을 하나 만들기도 했으며 스키나 하이킹도 마음껏 하고, 아이를 팔로 들어올려도 통증이 생기지 않았습니다. 이제 허리에 별로 신경이 쓰이지 않습니다. 대신 정신적으로 나를 긴장하고 불안하게 만드는 것이 무엇인지 생각하려 합니다. 이제 좌골신경통은 나의 불안지수를 측정하는 지표가 되었습니다.

사노 박사님께

저는 1987년 여름 테니스를 치다가 갑자기 허리가 아팠습니다. 10대 때도 경미한 허리 통증이 있었지만 스무 살이 넘어가면서 통증은 없어졌습니다(저는 지금 마흔한 살입니다). 아픈 허리를 이끌고 직장에 출근했더니 허리 때문에 수술했던 경험이 있던 상사가 곧장 의사를 찾아가보라고 했습니다.

정형외과 의사는 척추 모형을 들고 신경이 뼈와 연골 사이에 끼여 통증을 일으키는 과정을 자세히 설명해주었습니다. 또한 약 2주일 동안 침대에서 안정을 취해야 하며 계획했던 일주일간의 자전거 여행은 취소하라고 했습니다. 저는 큰일이 난 것처럼 두려웠습니다.

그후 5일간 침대에서 누워 지낸 다음 다시 직장에 나갔습니다만 통증은 여전했습니다. 의자에 오래 앉아 있을 수 없었던 저는 옆에 전화기를 두고 하루 몇 시간을 사무실 바닥에서 보내야 했습니다. 그 다음에는 의사 선생님이 처방해준 약을 먹고 용기를 내어 자전거 여행을 갔습니다. 이상하게도 자전거 여행을 하는 동안 허리가 점점 낫는 기분이었습니다. 물론 자전거 시트에 등받이를 하고 돌아다니기는 했지만 말입니다.

그 다음 10개월 정도는 통증이 좀 가라앉는 듯했습니다. 통증이 있을 때마다 운동화와 테니스 라켓을 내려두고 통증이 없어지기를 기다렸습니다. 그러는 동안 마치 허리의 인대가 튀어나온 디스크 때문에 두 동강이 나는 것 같은 상상을 했습니다. 다음해 1988년 봄 심한 스트레스를 받는 일이 있었는데 묘하게도 때를 맞추어 허리 통증이 몇 주일 동안 이어졌습니다.

만성 허리 통증으로 오랫동안 고생하던 친구가 선생님을 소개해주었습니다. 하지만 저는 여전히 반신반의하고 있었죠. 출퇴근 시간 동안 선생님의 책을 읽으면서 마침내 제 삶이 바뀌는 경험을 하게 되었습니다. 책은 마치 저의 이야기를 하고 있는 것 같았죠. 허리 경련이 고통스럽기는 하지만 혈류량이 충분하지 못한 근육의 작용임을 분명히 알게 되었습니다.

우리 사회가 암과 같은 질병을 스스로 극복하지 못하는 데 대한 보이지 않는 비난 같은 것을 줄곧 느껴온 저로서는 이제 그 책을 읽고 건강은 많은 부분 스스로 조절할 수 있다는 확신을 갖게 되었습니다. 선생님의 책은 저에게 문제에 대한 해법을 제시해주었습니다.

사노 박사님께

선생님의 책은 그야말로 구세주 같은 존재입니다. 제 의사선생님께 보냈던 다음 편지를 보시면 제가 어떤 상황이었는지 짐작이 가실 겁니다.

의사 선생님께

지난 11월 선생님을 뵌 후 제 증상의 변화를 말씀드리려고 합니다. 지난번 선생님께서는 MRI 결과를 보시더니 수술을 제안하셨죠. 침대에서 오랜 기간 안정을 취해도 호전되지 않았고 더구나 MRI 결과 디스크 탈출이 있던 저로서는 선생님의 말씀을 따를 수밖에 없는 상황이었어요.

그러던 중 카이로프랙틱 시술을 받았습니다만 도움이 되지 않았습니다. 다리 통증은 좀 낫는 듯하다가도 다시 악화되는 것이 일정한 유형이 없어 보였습니다. 크리스마스 때는 휴가를 모두 포기하고 절대 안정을 취했습니다. 하지만 통증은 전보다 더 심해졌어요. 그러던 중 가족 누군가가 허리 통증에 관한 책을 소개해줬습니다. 그 책은 선생님도 꼭 보셔야 할 책으로 생각됩니다. 그 책에는 제 허리 통증이 정신적인 긴장 때문에 일어나는 근육의 경련이라고 나와 있었습니다. 그리고 당장 침대에서 일어나 정상적인 활동을 하라고 했습니다. 수축된 근육에 혈액이 잘 공급되도록 몸을 충분히 이완시켜주라고도 하더군요.

책을 읽고 제가 제일 먼저 한 일은 차를 몰고 무려 네 시간을 운전하는 것이었습니다. 놀랍게도 네 시간 후 차를 주차시킬 때도 전혀 통증이 없었습니다. 그 다음 3~4일 동안 하루 종일 의자에 앉아 있어도 아무 문제가 없었고 해변가를 마음껏 돌아다니기도 했죠. 통증은 점차 사라져갔습니다. 약 열흘이 지난 후 저는 라켓볼을 쳤고 세 게임을 연속 승리했습니다. 아무런 통증 없이 말이죠.

통증이 근육의 경련 때문이라는 말이 맞는 것 같았어요. 왜냐하면 특정한 신체 동작을 하다가 통증이 생긴 것이 아니었기 때문입니다. 통증은 제가 하던 일을 그만두고 대학원에 진학하려던 무렵부터 생기기 시작했어요. 그때가 아니면 다시는 직종을 바꿀 기회가 없을 거라고 생각했던 당시에 저는 무척 스트레스를 받고 있었죠.

이 편지를 쓰는 이유는 선생님이 환자들에게 베풀어주신 인내와 헌신적인 시간에 감사드리고 또 무엇보다 다른 환자들에게 도움이 되기를 바라는 마음에서입니다.

사노 박사님께

제 건강과 삶의 질을 향상시켜 주신 선생님께 어떻게 감사의 말씀을 드려야 할지 모르겠습니다. 선생님께 전화를 드렸을 때 저는 허리와 다리의 심한 통증으로 7년 동안이나 고생하고 있었습니다. 그리고 주기적으로 복통과 가슴 통증, 무릎, 발목, 팔꿈치, 팔목, 손가락 관절, 한쪽 어깨에 통증을 느꼈습니다. 그 중에서도 허리 통증이 가장 문제였습니다. 저는 마루 청소도, 설거지도, 아기를 돌보는 일도, 좋아하던 운동도 할 수 없었습니다. 심지어 머리를 빗는 일도 통증이 생기는 듯했습니다. 저는 매우 활동적인 사람이라 통증이 신체 활동 때문일 것이라고 생각했습니다.

처음 의사선생님을 찾아갔을 때 되도록 신체 활동을 줄이고 통증을 일으키는 동작은 하지 말라는 조언을 받았습니다. 저는 조언을 충실히 따랐습니다. 7년 동안 충실히 따르다보니 이제 통증에 관한 한 전문가가 된 것 같습니다. 침을 14차례, 카이로프랙틱을 17차례, 신체 균형을 바로잡는 치료를 17차례, 롤핑 마사지(중력을 이용해서 인체를 수직 축으로 늘려주고 심부 마사지를 통해 근골격을 좌우대칭이 되게 균형을 잡아줌으로써 근골격계와 전신의 건강을 증진시키는 치료법)를 13차례, 물리치료를 7차례, 신경차단술과 온천, 수영, 사우나, 마사지 등 안해본 것이 없을 정도입니다. 한 의사선생님은 '예비 섬유근육통 증상'인 것 같다고 하시며 L형 트립토판(단백질을 구성하는 필수 아미노산의 하나)과 비타민 B_6를 많이 섭취하라고 하셨습니다. 이 치료법들은 잠시 동안만 효과가 있을 뿐 통증은 계속되었습니다.

선생님과 처음 대화를 나눈 후 정신 치료를 받아볼까 생각도 했습니다만 우선 스스로 해보자고 마음먹었습니다. 제 마음속에 긴장을 일으키는 커다란 문제가 있다기보다 일상의 사소한 일들 때문에 긴장과 두려움, 통증이라는 악순환이 이어진다는 사실을 알게 되었습니다. 그리고 그런 사소한 문제들을 모두 해결하려 하기보다는 단지 이것들이 통증의 원인임을 '알고자'

했습니다. 그랬더니 통증이 많이 사라졌고 더구나 사소한 문제들도 예전보다 더 쉽게 해결할 수 있게 되었습니다.

저는 그 끔찍한 통증이 이제는 스트레스를 표시하는 일종의 신호임을 알게 되어 날아갈 듯 신이 났습니다. 그렇게 스트레스를 인식하게 되자 통증은 채 일분도 되기도 전에 사라지고는 했습니다.

이런 기술을 제대로 정착시키는 데는 4개월 정도의 시간이 걸렸습니다. 그리고 1년이 되기도 전에 가족과 친구들에게 이제는 통증에서 완전히 해방되었다고 말할 수 있게 되었습니다. 허리 통증이 사라지자 앞에서 말씀드린 다른 신체 부위의 통증들도 거의 사라졌습니다. 그리고 7년 동안이나 하지 못했던 운동도 마음껏 할 수 있게 되었습니다. 얼마나 대단한 발전입니까.

지난 20년 동안 환자들을 고통에서 해방시키기 위해 노력하신 선생님의 용기와 노고에 깊은 감사와 존경을 표합니다.

사노 박사님께

지난해 저는 6개월 동안 끔찍한 허리 통증으로 고생했습니다. 그러나 TMS의 이론에 대한 2주일간의 수업을 받고 나서 통증은 사라졌습니다. 선생님께 감사의 말씀을 전하고 싶었고 또한 선생님이 제게 미친 영향에 대해 말씀드리고 싶었습니다.

1988년 7월 어느 날 아침 달리기를 마치자 갑자기 허리가 당겨오더니 통증이 허리 아래 왼쪽 다리와 발에까지 퍼져나가는 느낌이 들었습니다. 그날 곧장 카이로프랙터를 찾아가 치료를 받았습니다. 며칠 동안 자리에 누워 지내다가 자주 얼음찜질을 해주고 서서히 가벼운 운동을 시작하며 실내 자전거를 타고 허리지지대를 착용하라는 지시에 충실히 따랐습니다. 카이로프랙터는 근육이 뭉쳐 있으며 허리 아래쪽 인대가 불안정하다며 경미한 디스크의 상처를 이야기했습니다. 저는 예전에 그에게 목과 엉덩이근육의 상처를 성공적으로 치료한 경험이 있었기 때문에 지시사항을 충실히 따랐습니다. 그러나 불행히도 통증은 사라지지 않았고 오히려 점점 더 악화되었습니다. 8월 몇 주일 동안 휴가기간에는 통증이 좀 약해지는가 싶더니 직장에 복귀하니 다시 통증이 일어났습니다. 허리를 다쳤다는 생각에 사로잡혀 달리기도 하지 않았고 의자에는 허리받침대를 설치했으며 동작 하나하나에 무척 주의를 기울였습니다.

11월이 되자 통증은 더 심해졌습니다. 관절염 검사와 엑스선, MRI, 신경검사 등 모든 검사를 다 받아보았지만 아무런 이상도 발견되지 않았습니다. 의사 선생님은 수영을 하라고 했습니다. 아마 통증의 원인이 무엇인지 파악하지 못하셨던 것 같습니다.

12월이 되자 통증은 더 심해져 도저히 일에 집중할 수 없었습니다. 심리치료사라는 직업상 피상담자들과의 면담에 집중해야 했지만 그럴 수 없어 휴가를 내고 우선 저 자신을 돌보기로 한 것입니다.

이제는 정말 지푸라기라도 잡고 싶은 심정이 되었습니다. 마지못해 심령술사를 찾아가보기도 했습니다. 그녀는 허리에 근육 경련이 있으며 느슨한 인대 때문에 근육 경련이 잘 낫지 않는 것이라고 하더니 중국 침술사를 소개시켜 주었습니다. 매우 고통스러운 대여섯 차례의 침을 맞고 나니 침술사는 이제 곧 나을 거라고 이야기했습니다. 내가 가끔 얼음찜질을 하고 운동을 한다고 하자 그는 매우 놀라며 "안됩니다. 몸을 따뜻하게 하고 충분히 이완시켜 주세요. 마치 휴가를 간 것처럼요"라고 했습니다. 놀랍게도 일주일이 지나면서 통증이 좀 사라진 듯했습니다.

그 다음해 1월 저널리스트 토니 슈위츠가 《뉴욕 매거진》에서 자신의 요통 치료기를 쓰면서 사노 박사님을 언급했습니다. 그후 선생님께 전화를 걸었고 약 6주일 후에나 진료를 받을 수 있다는 이야기를 들었습니다.

진료를 기다리던 중 저는 스스로 치료해보려고 마음먹었습니다. TMS 진단이 옳다는 것을 직감적으로 알 수 있었기 때문이죠. 나에게는 아무 문제가 없고 허리가 다친 것도 아니며 통증은 심리적인 긴장 때문이니 곧 없어질 것이라고 자신에게 이야기했습니다. 그리고 이완 명상을 통해 허리를 이완시켜주고 내면에 자리한 정서적인 문제들을 인식하기 위해 노력했습니다. 정신 치료를 오랫동안 받아왔던 저로서는 무의식의 갈등을 신체를 통해 나타낼 수 있다는 사실이 무척 놀라웠습니다. 또한 무의식의 갈등이 정신 이상을 의미하는 것도 아님을 알게 되었습니다.

2주일이 채 지나기 전에 통증은 사라졌습니다. 2달이 지나자 예전의 활동을 회복할 수 있었습니다. 영화관에서 영화를 보다가 통증이 재발하면 그 주 내내 영화관을 다니며 '통증은 사라질 것이다'라고 스스로에게 되뇌었습니다. 그러자 통증은 사라졌습니다. 선생님께 직접 진료를 받을 때가 되자 저는 이미 스스로 어느 정도 치료가 된 상황이었습니다.

1989년 5월 긴장과 허리 통증을 일으키는 무의식의 갈등 원인을 알게 되었습니다. 그것은 허리 통증이 배탈, 잦은 요로 감염, 오십견 등 당시 겪고 있던 신체 증상과 마찬가지로 어렸을 때 성적 학대를 당한 경험과 관련이 있다는 것이었습니다. 지난 세월 동안 어릴 적의 성적 학대를 생각할 때면 허리 통증을 느끼고는 했습니다. 그러나 이제는 심리적인 상처를 인식하면 통증이 사라진다는 사실을 알고 있습니다.

선생님께 어떻게 감사의 말씀을 드려야 할지 모르겠군요. 선생님 덕분에 허리 통증에 대한 치료의 윤곽을 잡을 수 있었고 신체적 통증 뒤에 숨어 있는 심리적인 긴장이라는 진짜 원인도 알 수 있게 되었습니다. 이제야 진정한 치료를 위한 첫걸음이 시작된 셈입니다.

■ 감수자의 말

이 책은 뉴욕 의과대학 존 사노 박사의 《Healing Back Pain》을 완역한 것이다. 사노 박사가 주장하는 TMS 이론은 《자연 건강, 자연 의학Natural Health, Natural Medicine》, 《자연 치유Spontaneous Healing》의 저자 앤드루 웨일Andrew Weil 박사가 추천한 통증 이론으로서 이 책이 완역됨으로써 드디어 그 실체를 명확히 파악할 수 있게 되었다. 나 역시 미국에서 베스트셀러가 된 이 책이 우리나라에서도 번역 출판되기를 손꼽아 기다리고 있었다.

일본 후생성의 국민생활기초조사에 따르면 등, 허리 통증과 어깨 결림은 일본인이 가장 많이 호소하는 증상이다. 엑스선 촬영, CT촬영, MRI 등의 진단 기술이 급속히 발전하고 있고 다양한 치료법이 개발되었음에도 불구하고 근골격계의 통증을 호소하는 사람의 수는 조금도 감소하는 기색을 보이지 않고 있다.

사노 박사의 TMS 이론은 대담하게도 등과 허리 통증의 원인은 신체 구조의 이상에 있는 것이 아니라고 주장한다. 이는 허리가 나쁘기 때문에 요통과 좌골신경통이 생기거나, 목뼈의 이상으로 어깨 결림이나 상완신경통이 생긴다는 상식에 정면으로 도전하는 것이다. 만일 TMS 이론이 옳다면 의학 교과서를 다시 쓰지 않으면 안 될 것이다. 사실 일반인들에게 잘 알려져 있지 않지만(일반인들에게 숨겨져 있다는 표현이 옳을 것이다), 등과 허리 통증을 신체 구조 이상으로 설명할 수 없다는 것은 전문가들 사이에서는 이미 알려진 사실이다.

쓰카하라 준塚原純 등은 정형외과 이외의 곳에서 진찰을 받은 1,508명을 대상으로 뼈와 관절의 연령대에 따른 변화를 조사한 바 있다(《정형외과와 재해외과》33권 1,244쪽). 이에 따르면 경추 5번과 6번 사이, 요추 4번과 5번 사이의 간격이 좁아지는 것은 20대부터 시작되고 50대가 되면 절반이 넘게 이런 증상이 나타나며 70대에 이르러서는 무려 70퍼센트에 달한다고 한다. 똑같은 부위의 골극 형성도 30대부터 시작되어 50대는 70퍼센트가 넘고 70대가 되면 무려 90퍼센트에 이르는 것으로 확인되었다. 이 조사가 정형외과 이외의 환자, 즉 근골격계에 문제가 없는 환자를 대상으로 하고 있다는 점에 주목할 필요가 있다. 이 결과로 알 수 있는 것은 추간판이 눌려 있다거나 척추가 변형되는 것은 피부에 주름이 생기거나 흰머리가 나는 것과 같은 정상적인 노화 현상이라는 것이다.

사노 박사의 조사에 의하면, 등과 허리 통증은 노화가 진행되면서 함께 증가하는 것이 아니라 '책임 연령'이라는, 사회적 책임감이 많이 따르는 중년기에 많이 나타난다는 결과가 나왔다. 이는 야마구치 요시오미山口義臣 등이 실시한 약 7천 명의 주민을 대상으로 한 역학疫學조사를 통해서도 증명되고 있다(《정형외과 무크》 11권 9쪽). 조사 결과를 보면 요통이 발생하는 연령은 20대를 정점으로 하여 서서히 감소하고 있다. 요통이 있는 연령대도 20대부터 40대까지가 가장 많았고, 그후 연령이 높아지면서 감소했다. 나이가 들수록 점점 비율이 높아지는 신체 구조의 이상과 이 역학 조사의 차이를 어떻게 설명할 수 있을까?

이러한 조사는 현재 전 세계적으로 실시되고 있으며, 화상 진단에 따른 퇴행 변화의 검출 비율은 요통 환자와 일반인 사이에 차이가 없고, 요선이행추腰仙移行椎, 잠재성 척추 파열, 척추분리증, 전만 과잉前彎過剩, 전만 감소의 검출 비율에도 차이가 없다는 것이 이미 증명되었다. 그러나 사노 박사는 척추탈위증만은 예외일지 모른다고 말하고 있지만 최근 조사에서는 유의차가 보이지 않는다는 보고가 많으며 비뚤어진 정도와 임상 증상이 일치하지 않는다는 것도 이미 알려진 사실이다.

사노 박사의 조사에 의하면, 특별한 사건으로 인해 통증이 발생하는 경우는 전체 환자의 40퍼센트도 되지 않으며 나머지 60퍼센트는 특별한 사건 없이 통증이 시작된다. 이는 앞에서 말한 야마구치 요시오미 등이 실시한 역학 조사에서도 확인되었으며, 대부분의 요통은 신체에 가해진 사건과는 관계가 없다는 것이 증명되었다. 환자는 과거 신체에 가해진 외상을 생각해내려고 하지만 이것에 큰 의미를 부여할 필요는 없다. 신체에 가해진 상처가 몇 년 동안 아물지 않는 사람은 없다.

현대 의학에 별다른 도움을 받지 못한 사람들은 정체술整體術, 카이로프랙틱, 접골요법 등과 같은 비주류 대체의학에 눈을 돌리게 된다. 이들 대체요법은 골반이 뒤틀렸다는 증거로 두 다리의 길이가 다른 것을 문제 삼는 경우가 많다. 그러나 사노 박사는 두 다리의 길이가 다른 것은 이상이 아니라고 말한다. 인간에게는 잘 쓰는 팔이 있는 것처럼 잘 쓰는 다리도 있다. 인체는 본래 좌우대칭으로 되어 있지 않은 것이다.

마에카와 키헤이前川喜平 등이 실시한 보행의 중심학적 연구에 의하면, 걷기 시작할 나이에는 직립 자세의 중심점이 정중앙보다 조금 오른쪽에 있고 5세 정도가 되면 정중앙으로 이동하고 그후에는 서서히 왼쪽으로 옮겨간다고 한다. 이는 오른쪽에 있는 간장이 무겁기 때문에 걷기 시작할 시기에는 간장의 무게를 보정할 수 없지만 서서히 중심을 왼쪽으로 옮기는 것으로 보정하고, 대부분의 사람은 자연스럽게 왼쪽 다리가 몸을 지탱하는 다리가 된다고 한다(《소아과 진료》51권 1,841쪽). 이는 사람의 중심점은 정중앙에 있는 것이 아니라 좌우의 다리에 각각 역할 분담이 있다는 것을 의미한다. 다시 말해 좌우의 차가 있는 것이 당연하다.

또 등을 촉진觸診 : 환자의 몸을 문지르거나 눌러보고 그 반응으로 병증을 헤아리는 진찰법해서 진단하는 척추의 조그마한 탈구가 등과 허리 통증의 원인이라고 여겨져 왔다. 사실 이것 역시 중대한 오진이다. 왜 그런가? 첫째, 촉진으로 만질 수 있는 추골椎骨의 일부는 본래 정중앙선상에 없는 것이 당연하기 때문이다. 반복하지만 인간은 좌우대칭이 될 수 없다. 심장이나 간장이 신체 중앙에 위치하는 사람은 없는 것이다. 둘째, 현대 의학과의 공동 연구가 급속도로 진전된 결과, 최근의 카이로프랙틱계에서는 탈구의 존재 자체에 의문을 품게 되었다. 탈구가 아예 처음부터 존재하지 않는다면 이것이 통증의 원인이라고 하는 것은 어불성설이다. 카이로프랙터들 사이에서도 그다지 알려져 있지 않은 이 사실은 월크 등 다섯 명의 카이로프랙터가 미국의사회를 독점금지

법 위반으로 고발했던 재판 중에 밝혀진 것이다. 판결에서는 미국의사회에 유죄 판결이 내려졌지만 카이로프랙터들이 주장한 바대로 탈구라는 통증의 단일 원인론은 잘못되었다는 점에서 양자는 합의하고 있다(《미국 의학협회 저널》 259권 81쪽).

그렇다고 해도 미드를 비롯한 연구자들이 741명의 요통 환자를 대상으로 현대 의학과 카이로프랙틱에 의한 치료 성적을 무작위로 비교한 결과, 카이로프랙틱의 효과가 더 좋았다(《영국 의학 저널》 300호 1,431쪽).

1994년 12월 미국 정부는 요통 문제의 진단과 치료에 관한 대규모 문헌조사(《성인의 급성 요통 치료 지침서》)를 발표, 현존하는 치료법 중에서는 단기간의 수기手技요법과 두 개의 시판 진통제만이 급성 요통에 대해 효과적이라고 말했다. 게다가 1997년 1월 카이로프랙틱은 세계보건기구로부터 NGO(비정부조직)로서 승인되었으며 권위 있는 의학 잡지 《스파인Spine》의 편집장 이리 드보르자크도 수기요법의 전문가이다. 이러한 사실로부터 카이로프랙틱이 세계적으로 인정받았다는 것을 알 수 있다. 그러나 카이로프랙틱의 효과는 과학적으로 검증된 것이 아니며 어디까지나 '효과가 있는 사례도 관찰할 수 있다'는 것에 지나지 않는다.

요통과 마찬가지로 어깨 결림이라고 불리는 증상도 그 원인은 확실하지 않다. 어깨 결림은 일본인에게 특히 많이 나타나는 증상으로 다른 나라에서는 극히 적다. 사노 박사의 첫 책 《통증을 이기는 마음의 힘Mind Over Back Pain》에는 TMS 환자가 주로 호소하는 부위가 표시되어 있는데 허리 주변은 68퍼센트인 데 비해 어깨 결림은 28퍼센트라고 되어 있다. 내가 172명의 환자를 대상으로 한 조사에 의하면 허리와 다리 통증을 호소하는 사람은 53

퍼센트였던 것에 비해 어깨 결림을 호소하는 사람은 65퍼센트로(《수기요법》8권 2호 105쪽), 후생성의 조사에서도 밝혀진 것처럼 일본인의 어깨 결림은 다른 나라보다 훨씬 많다고 할 수 있다. 이는 '어깨로 바람을 자른다', '어깨가 빠지다', '어깨의 짐이 무겁다' 등의 표현에서도 보이는 일본 특유의 문화적 배경에 의한 것인지도 모른다. 그렇다면 등과 허리의 통증은 구조적 이상에 기인하는 것이 아니라는 TMS 이론의 타당성을 뒷받침하는 것이 되지는 않을까?

나이가 들면서 어깨가 결리는 것은 어쩔 수 없다고 흔히 말하지만, 이것도 요통 질환과 마찬가지로 척추의 퇴행 변화와는 아무 관계가 없다. 아이야마 시게루相山繁가 435명의 일반인을 대상으로 실시한 어깨 결림에 관한 조사에 의하면(《수기요법》9권 3호 123쪽), 어깨 결림을 처음 경험한 연령은 남녀 모두 젊은 층에 집중되어 있고, 30대까지는 70퍼센트가 넘었으며, 그 후는 서서히 감소해서 연령과는 반비례하는 것이 밝혀졌다. 즉 어깨 결림은 나이와 함께 증가하는 증상이 아니다. 게다가 흥미로운 것은 어깨 결림을 경험한 사람들 중 85퍼센트가 요통을 경험했다는 사실이다. 이는 등과 허리의 통증이 단독 질환이 아니라 일종의 증후군이라고 하는 TMS 이론을 뒷받침하고 있다.

등과 허리 통증의 치료법은 크게 물리치료 등의 보존적 요법과 수술 등의 관혈적觀血的 요법으로 나눌 수 있다. 세부적으로는 더욱 많은 방법이 존재하고 있지만, 등과 허리 통증이 전혀 감소하고 있지 않는 것으로 보아 이들 치료법의 효과를 의심하지 않을 수 없다.

어떤 치료법의 효과를 과학적으로 확인할 때는 무작위 대조 실험을 한다. 이는 실험 대상자를 무작위로 추출해서 두 그룹으로 나누어 적절한 대조군을 두는 임상 실험이다. 쉽게 치료 가능한 특정 환자만을 선별하거나 환자의 생활환경, 중증도, 병에 걸린 기간 등이 한쪽으로 편중되어 있으면 치료 결과에 차이가 발생할 가능성이 높다. 실험 대상자를 무작위로 추출하는 것은 이와 같은 편중을 배제하고 표본을 평균화하기 위함이다.

비교할 대조군을 준비하는 것은 치료되었다는 경험 자체가 플라시보일 가능성이 있기 때문이다. 대조군에는 가짜약인 플라시보, 거짓 치료, 혹은 현존하는 표준적인 치료법을 준비한다.

이는 현대 의학이 요구하는 과학적으로 엄밀한 임상 실험이다. 무작위 대조 실험을 하지 않은 데이터를 평가하는 것은 이익보다도 해가 더 크다고 말하기도 한다. 그러나 현재 실시되고 있는 치료법의 대부분은 무작위 대조 실험을 통해 유효성을 증명하지 못한 것들이다. 정확히 말하면 효과의 유무도 확인하지 않은 채 치료가 행해지고 있는 것이다.

1995년 캐나다 퀘벡 주에서는 자동차 후면 충돌로 인한 목의 장애를 포함한 모든 경부 통증의 치료법을 망라한 지침서를 발표했다. 여기서는 진통제, 수기요법, 타동운동mobilization 이 세 가지가 가장 효과적이라고 하고 있지만 이는 명확한 과학적 증거에 의한 것이 아니라 조사위원회의 논의에 따라 채택된 것이다. 이는 미국의 《성인의 급성 요통 치료 지침서》에도 똑같이 나와 있어서 등과 허리 통증의 치료법 가운데 플라시보보다 뛰어난 것은 무엇 하나 확인되어 있지 않다.

수술의 경우, 거짓 치료를 통한 대조 실험은 불가능하지만 물리치료군을 통한 비교 실험은 가능하다. 웨버는 추간판 탈출이 확인된 환자 126명을 대상으로 물리치료군과 수술군의 무작위 대조 실험을 통해 장기에 걸친 치료 성적을 비교했다(《스파인》 8권 131쪽). 그 결과 수술군은 단기 성적은 좋지만 4년이 경과한 시점부터 물리치료군과 차이가 없어졌고, 10년 후에는 차이가 거의 없었다. 결국 수술이 물리치료보다 더 뛰어나다고 할 수 없는 것이다. 이것이 사노 박사가 수술을 '결국에는 플라시보'라고 말한 이유이다.

이와 같이 효과가 증명되지 않은 치료를 시행하고 있는 현 상태에서는 등과 허리 통증의 문제가 해결되지 않는 것이 당연하다고 할 수 있다. 그러나 급성 통증은 치료법의 종류에 상관없이 한 달 이내에 80퍼센트가 좋아진다. 따라서 플라시보를 써도 급성 통증은 개선 가능하며, 사실상 문제가 될 경우는 적다. 실제 임상 현장에서 문제가 되는 것은 만성화된 통증과 재발을 반복하는 통증이다.

나는 오랫동안 만성 통증 연구를 계속해왔다. 그 경험을 통해 알아낸 것은 이러한 통증은 심리적·사회적 요인의 영향을 강하게 받고 있다는 사실이다. 미국, 캐나다에서 발표된 지침서에서도 지적하고 있지만, 만성 통증을 신체적 접근법만으로 해결하는 것은 불가능하다.

그렇게 되면 심리요법이나 정신요법에 희망을 걸고 싶지만, 만성 통증에 대한 정신 치료적 접근법은 환자들이 거부하는 경우가 많고 성격의 개조를 목표로 하는 것은 현실적으로 거의 불가능하며 우울증이나 공격성을 억제할 수는 있지만 통증 감소에는 효과가 거의 없다고 연구자들이 지적하고 있다.

이런 비관적인 상황 속에서 나는 TMS 이론과 만났다. 사노 박사의 책을 읽기 전에는 이것이 최면술, 명상, 특수한 정신 치료 등의 복잡하고 모호한 것이 아닐까하고 걱정했다. 그렇지만 통증의 원인은 마음의 긴장에 있고, 마음의 긴장 정도와 신체 통증의 정도가 비례한다는 사실을 이해하는 것, 또 억압당한 감정을 자각하는 것이 치유의 열쇠라는 설명은 상당히 논리적이며 상식적으로도 자연스럽게 받아들일 수 있었다.

마음의 긴장이 자율신경을 자극하고 심박수 증가, 혈압 상승, 혈관 수축을 일으키는 것은 예전부터 알려져 왔으며, 이것이 통증의 악순환을 부르고 있다는 것도 널리 인정되어 왔다. 최근에는 정신 상태가 신경계, 면역계, 내분비계에 주는 영향을 해명하는 '정신신경면역학psychoneuroimmunology'이라는 연구 분야도 등장하고 있다. 이에 따라 만성 통증의 전모도 서서히 밝혀지고 있지만 지금까지의 연구가 그대로 치료 결과에 연결되는 일은 드물었다. 그것 자체로서 만성 통증에 대한 효과적인 치료법인 사노 박사의 TMS 이론은 이런 점에서 분명 주목할 만한 가치가 있다. 사실 이 이론의 정당성을 뒷받침하는 연구 결과가 이미 다수 존재하고 있다.

토머스는 등과 허리 통증을 포함한 일반적인 질환으로 고통받고 있는 환자 200명을 대상으로 흥미로운 실험을 했다(《영국 의학잡지》 294권 1200쪽). 단정적인 진단을 내리고 며칠 만에 좋아진다는 자신감을 가진 군과 애매하게 진단을 내리고 부정적인 결과를 연상하도록 조작한 군으로 나누어 2주일 후에 개선비율을 조사했다. 그 결과 긍정적 설명군에서는 64퍼센트가 좋아진 반면 부정적 설명군은 39퍼센트밖에 좋아지지 않았다. 이뿐만이 아니다. 긍정적인 설명만 하면 치료를 하지 않아도 부정적인 설명을 받고 치료한 환자보다 빨리 좋아졌다.

이 연구가 시사하는 바는 크다. '의사라고 하는 약'이 얼마나 효과적인 치료가 될 수 있는가를 나타냄과 동시에 질환에 대해 환자가 받아들이는 방법이 회복에 결정적인 영향을 미친다는 사실이 증명된 것이다. 마법도 다른 무엇도 아닌 이것이야말로 TMS 이론의 본질이다.

의료비 삭감을 외치고 있는 지금, 가장 위험이 없는 합리적인 방법은 불필요한 검사와 효과가 없는 치료법을 그만두는 것이다. 이를 위해 미국과 유럽의 여러 나라에서는 모든 질환에 대한 지침서를 작성하고 있다. 그렇지만 이에 따라 내려지는 권고는 법적 강제력을 지니지 못할 뿐 아니라 의료 그 자체가 거대 산업으로 변한 오늘날에는 현실적으로 실행되기까지 오랜 시간이 걸릴 것이다.

그러나 TMS 이론은 의사에게 모든 것을 맡기는 것이 아니라 환자 스스로 치료 과정에 참여할 수 있도록 하며 이것이 통증 치료와 예방에 핵심이라는 주장이다. 이는 의학계에 대한 도전이지만 TMS 이론이 지닌 사회적 의의는 상당히 크다. 이 이론이 받아들여진다면 확실히 의료비는 삭감될 것이다.

그런데 의료관계자 중에는 이 책을 읽고 반감을 갖는 사람도 있을 것이다. TMS 이론이 지금까지의 개념을 근본부터 뒤엎는, 얼토당토않은 내용이라는 것이다. 그러나 임상에 실제 참여한 사람들이 많이 있으며 기존의 치료법에 모순을 느낀 경험은 누구나 갖고 있을 것이다. 상황이 나쁘다는 이유로 무시해서는 안 된다. 우리들은 지금 상식으로 정착되어 있는 탁상공론을 사실과 대조하여 재검토할 시기에 와 있는 것이다.

아직 TMS 이론은 무작위 대조 실험에 의해 증명되지 않았기 때문에 비과학적이라는 비판도 있을 수 있다. 그러나 TMS 치료 프로그램의 성격상

가짜 치료군을 설정하고 치료자와 환자 쌍방에 치료 내용을 감추는 것은 불가능하다. 무작위 대조 실험에 적합하지 않다고 해서 비과학적이라고 할 수는 없다. 기존의 치료법 중에 과학적으로 증명된 것은 몇 가지나 되는지도 생각해볼 문제다. 게다가 책의 서두에서 말하고 있듯이, TMS 이론이 잘못되었다면 부디 이를 증명해주기 바란다.

나는 TMS 이론이 유일한 절대적인 치료법이라고 말할 생각은 없다. 하나의 이론에 고착한 나머지 다른 가능성에 대해 문을 닫아버리는 경향이 인간의 천성이라고는 하지만 어리석은 것이다. 우리들이 할 일은 현상을 있는 그대로 관찰하고 이론에 모순은 없는지 끊임없이 질문하는 것이다. 따라서 TMS 이론에 대해서도 신중하게 생각하지 않으면 안 된다. 실제 임상에 적용해보고 효과가 있는지, 부정할 수는 없는지 생각할 필요가 있다. 이를 위해서는 소수의 한정된 연구자뿐 아니라 많은 수의 연구자가 TMS 이론을 검증할 필요가 있다. 만일 일본 의료 관계자가 이 이론을 뒤엎을 수 있다면 감수자로서는 더없는 기쁨일 것이다.

미국에서는 이 책을 읽은 것만으로 등과 허리 통증이 사라진 환자가 15만 명이 넘는다고 한다. 아마 일본에서도 효과가 있을 것이라고 기대하고 있지만, 주의해야 할 것은 비록 1퍼센트 이하이지만, 등과 허리의 통증 중에는 악성종양, 척수감염증, 골절, 마미증후군馬尾症候群 등 위험한 질환도 존재한다는 사실이다. 이를 자기 판단으로 TMS로 간주하고 대처하지 않았으면 한다. 질환이 어떠한 것인지를 알기 위해서는 병원에 가서 의사의 진단을 받지 않으면 안 된다. 이 점만은 아무리 강조해도 지나치지 않다. 의사의 진찰을 받고 위험한 질환일 가능성이 없다면 그때야말로 이 책을 몇 번씩 계속 읽어보기를 권한다. TMS 이론을 충분히 이해하고 모든 통증의 조건을 제거하고, 공포를 극복할 수 있다면 TMS의 병태 생리를 단숨에 역전시킬 수 있을 것이다.

또 하나 당부하고 싶은 것이 있다. 등과 허리 통증의 원인이 마음에 있다는 생각에 기초하여 심인성 질환의 발병과 경과에 대해 많은 연구가 이루어지고 있다. 그러나 어느 사이엔가 이들 심인성 질환이 인격의 미성숙이나 정신적인 이상을 나타내는 것이라는 잘못된 관념이 생기고 말았다. 더욱 심각한 것은 이런 사실 때문에 환자들이 분노나 불안을 어떻게 해서든 억누르려고 한다는 점이다. 그러나 이렇게 한다면 오히려 TMS가 생기는 상황을 만들고 만다.

TMS 이론은 환자의 성격을 문제 삼아 개선하려는 것이 아니다. 통증이 일어난다고 해서 자신에게 책임을 느낄 필요는 전혀 없다. 단지 억압되어 있는 불쾌한 감정을 알아차리는 것이 통증을 상당히 완화시킬 수 있다는 주장이다. 사람들은 이 부분을 좀처럼 이해하지 못하지만, 분노나 불안을 없앨 필요도 없을 뿐더러 성격을 바꾸려고 노력할 필요도 없다는 것을 기억해야 한다. 이 책이 등과 허리뿐 아니라 모든 근골격계의 통증으로 고통받는 환자들에게 효과적인 치료법이 되기를 바란다.

하세가와 준시長谷川淳史(일본 갤럽 치료원 원장)

통증혁명

개정판 1쇄 발행 · 2017년 10월 24일
개정판 8쇄 발행 · 2025년 4월 15일

지은이 · 존 사노
옮긴이 · 이재석
펴낸이 · 이종문(李從聞)
펴낸곳 · (주)국일출판사

등록 · 제406-2005-000025호
주소 · 경기도 파주시 광인사길 121 파주출판문화정보산업단지(문발동)
사무소 · 서울시 중구 장충단로8가길 2(장충동 1가, 2층)

영업부 · Tel 02)2237-4523 | Fax 02)2237-4524
편집부 · Tel 02)2253-5291 | Fax 02)2253-5297
평생전화번호·0502-237-9101~3

홈페이지 · www.ekugil.com
블로그 · blog.naver.com/kugilmedia
페이스북 · www.facebook.com/kugilmedia
E-mail · kugil@ekugil.com

- 값은 표지 뒷면에 표기되어 있습니다.
- 잘못된 책은 바꾸어 드립니다.

ISBN 978-89-7425-639-5(13510)